U0110986

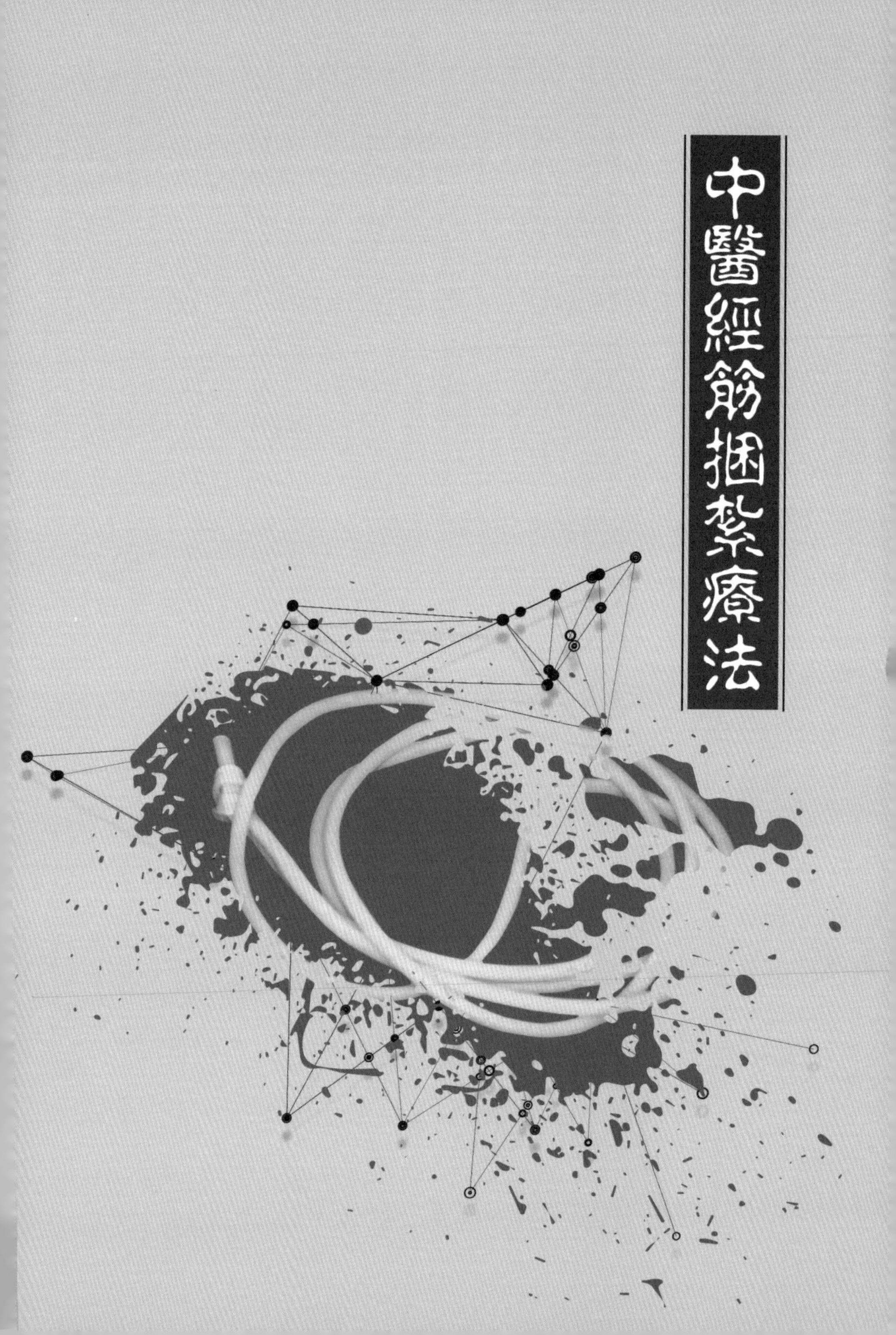
中醫經筋捆紮療法

編委會

作者簡介

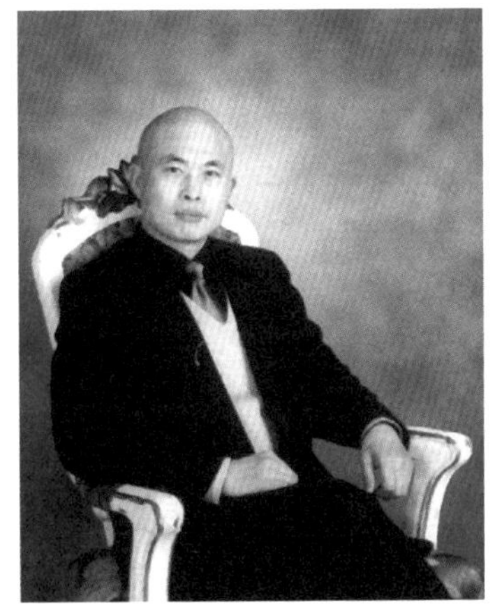

任全，男，1964年出生於中國十大聖人和太極武術的故鄉河南省，河洛文華賦予他中庸、寬恕、隱忍、睿智的個性，幼承庭訓，習研歧黃，博學強記，學驗俱豐，講壇之上獨領風騷，科研領域屢有建樹。

他順應時代潮流，潛心於保健按摩教研，點滴累積了豐富的教學經驗，遂精通世界流行的中式、港視、日式、台式、泰式、韓式、歐式、美式保健按摩，足部健康法、運動按摩等各種保健治療方法。

他先後創造性地發明了禪式推拿、藏密式、纏柔式、震運式、意念式、催眠式、臟腑、手道、耳道、足道等經典而又實用的保健按摩套路。編寫了《保健按摩大全》、《中外按摩技法全書》（附贈VCD）、「標準康樂按摩教程系列」、《足療》等20餘部專著。

現任中國傳統文化促進會醫學保健委員會委員、北京華夏良子保健技術研究院院長、北京整脊會副會長兼秘書長、賽華佗集團中國連鎖有限公司技術總監。

前　言

俗話說「得病如山倒，好病如抽絲」、「經筋疾病，如捆著挨打，伴隨終生！」、「病人腰痛，醫生頭痛。」這些話都深刻地形容了人們對於經筋疾病的恐懼。如何有效治療經筋疾病是筆者多年來探尋和研究的領域。在臨床工作中，筆者領悟到，中醫陰陽五行學說對中國醫學理論的形成和發展起了促進作用，將五行學說運用到經筋疾病的治療是很有意義的。

五行指木、火、土、金、水。《尚書•洪範》記載：「一曰水，二曰火，三曰木，四曰金，五曰土；水曰潤下，火曰炎上，木曰曲直，金曰從革，土爰稼穡；潤下作鹹，炎上作苦，曲直作酸，從革作辛，稼穡作甘。

《黃帝內經》云：「天有四時五行，以生長化收藏，以生寒暑燥濕風。人有五藏化五氣，以生喜怒悲憂恐。」「然天地者，萬物之上下也；左右者，陰陽之道路也；水火者，陰陽之徵兆也；金木者，生成之終站也。」

筆者將「金木者，生成之終站也」理解為金和木屬性的人體組織已經成型，達到「三維度」以上的可見「立體經筋結構」，而且得到「四維度經絡使者」的作用，這一點已經在《經筋手療法圖解》（黃國松著）中有明確記載。

黃氏提出：臟腑組織器官與經筋通道具有互補作用，它的作用原理離不開中醫經絡系統。是經筋將人體的五臟六腑和四肢百骸連接在一起並得到「雙向自律性調節」的作用。

筆者將「木曰曲直」理解為「經筋是上下左右四維度發散結構」，它的性質屬木，經筋可以在人體構成一個具有強烈彈性的「網絡膜」系統，類似於現代醫學的「深筋膜、淺筋膜、肌腱、韌帶、結締組織」等具有「黏稠性分割物質」。

「金曰從革」可以理解為人體最外層的包裹部分，屬於「經筋皮部系統」，與「肺主皮毛」佔據同樣的位置。正如著名的小針刀醫學原理，是用非針非刀的一種針刀具，對人體筋膜或者肌肉沾黏點強行分割，治癒了無數疑難疾病，可理解為「金剋木」的真實寫照。

在學習前人的經驗、參考了大量資料的基礎上，透過臨床實踐，筆者總結出一套經筋捆紮療法。該療法「以痛為腧」、「以灶為腧」，對人體相關部位進行捆紮敲打，用來治療經筋疾病，達到了立竿見影的神奇效果，實現了民間「有病一把抓」的傳說。因此，編寫了《中醫經筋捆紮療法》。

本書分五章，第一章為中醫經筋捆紮療法概述，介紹了經筋捆紮療法的原理、使用工具、人體各部位經筋捆紮手法等。第二章為經筋經絡腧穴，介紹了十二經筋、奇經八脈、十五絡穴、十六郄穴、特點血、強壯穴等。第三章為經筋生理病理與診斷原則，介紹了經筋病診斷方法。第四章為常見病經筋捆紮療法，介紹了 35 種常見病的經筋捆紮、敲打方法。第五章為經筋捆紮輔助療法，介紹了棒擊療法和推拿療法。

全書圖文並茂，內容實用。適合於各級醫院骨傷科、按摩科醫生，推拿愛好者及廣大讀者。應該說明的是，書中的經絡穴位圖均為示意圖，僅供讀者參考。

在本書的創作過程中，參考了很多文獻，引用或摘錄了部分文獻的內容，由於時間所限，沒有及時和原作者取得聯繫，經核對後表示感謝並支付應得的稿酬，同時歡迎對我的著作提出批評和指正，我將不勝榮幸。

在本書的編寫過程中，賽華佗集團、華夏良子集團給予了很大的幫助，在此一併表示深深地感謝。

願所有的患者透過經筋捆打，都能迅速解除病痛，早日恢復健康。

任全

目　錄

第1章 中醫經筋捆紮療法概述

一、經筋捆紮療法原理

經筋捆紮療法是使用各種具有彈性的橡膠繩子，對人體不同部位進行捆紮，同時配合拍（錘）子拍擊敲打的一種療法，幾乎適合於人體全身的各個部位，是防治經筋疾病的一門學科。

早在兩千多年前的《黃帝內經・靈樞》經筋篇就敘述了「十二經筋」在機體循行的部位與途徑，描述了其生理病理的症候特徵，提出「以痛為俞」的診斷原則和「燔針劫刺」的治療方法，成為我國經筋學科的鼻祖。距今約1400多年的北魏時期就有了「易經筋療法」。清朝時代，我國有《易經筋圖說》、《金圖易經筋》等專著流傳，使經筋療法進入振興階段。

經筋療法具有通經活絡、鬆解筋膜、緩解疼痛，行氣活血、消除疲勞、安神定志的功效。該療法對於運動損傷、經筋疾病、韌帶疾病、神經內科疾病、兒科矯形、症狀性病症、外感性疾患、免疫性疾患等均有較好的療效。

【註】運用經筋捆紮療法原理，使用四肢氣囊加壓捆紮方法，能夠治療中風偏癱、四肢水腫，可以得到體外心臟的作用，幫助人體的血液回流，改善四肢微循環障礙。

（一）陰陽方圓的古代意象分類——全息原理

人體可以用陰陽方圓來表示，然而其中非方非圓的那一部分應該叫做「玄」，正是由於「玄」的作用才將「方形的陽氣」和「圓形的陰血」連接到一起。這正是人體經筋作用最佳表述方式，經筋屬於氣血的中間連接轉換物質。

《四部醫典》將人形象地稱為「無根樹」。這就是捆筋療法最簡單的全息混沌原理。我們採用外部的捆紮方式，治療其內部的疾病。用捆紮、敲打的方式，針對

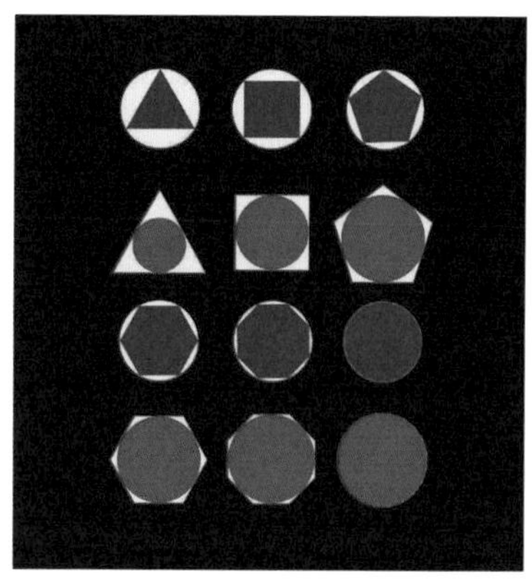

方圓玄經筋示意圖

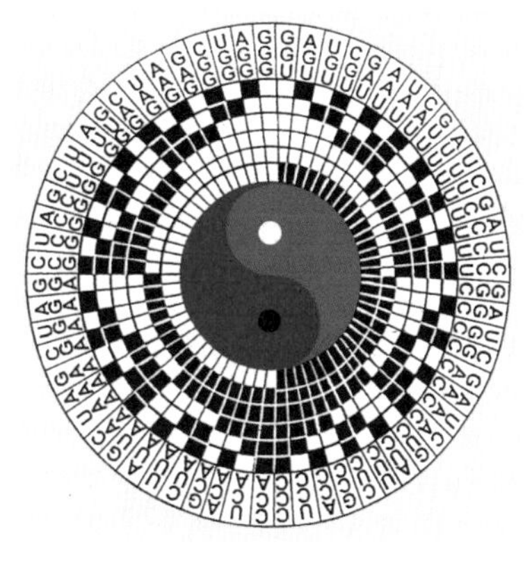

人體基因與八卦圖

人體穴位、皮部、肌肉、經別、經脈、絡脈、骨骼整體進行捆紮梳理，從而得到從根本上調節人體精、氣、血、津液的神奇作用。

「玄」的最佳存在方式是超級薄膜，是最簡單生命的蛋白絲線狀網膜，透過採取捆紮敲打的方式，促使「攣縮打結」的經筋恢復「超級薄膜」的特性，從而立即消除各種疾病。

【註】中醫的穴位是不是「空穴來風」，究竟有沒有物質基礎？近日，南方醫科大學國家863「數字人」項目課題組組長原林教授提出了一個大膽的說法，他認為人體組織存在一個筋膜支架，成為人體的第十個功能系統——檢測與調控系統，這也是經絡穴位所存在的載體。

課題組研究結果顯示，全部穴位均分布在人體不同深度的筋膜結締組織，透過電腦程式的透明化處理可以構建出與人體針灸經絡相似的串珠樣結構。據此，原林認為，在個體發生的過程中，由中胚層間質分化成多個器官系統後所遺留的部分，形成遍布全身的結締組織筋膜支架，構成一個新的功能系統。

《易・繫辭上》說：「形而上者謂之道，形而下者謂之器。」《道德經》說：「有無相生。」以經絡系統來看，有形者經筋，無形者經脈，前者為體，後者為用，體用一源，無形寓於有形之中，經絡無形，實為先天一元之氣，以元精為生化之源。在元神有序化的調節制約下，形成一個閉合迴路形式的生命機體，具有自主調節功能的應激性自動控制系統。

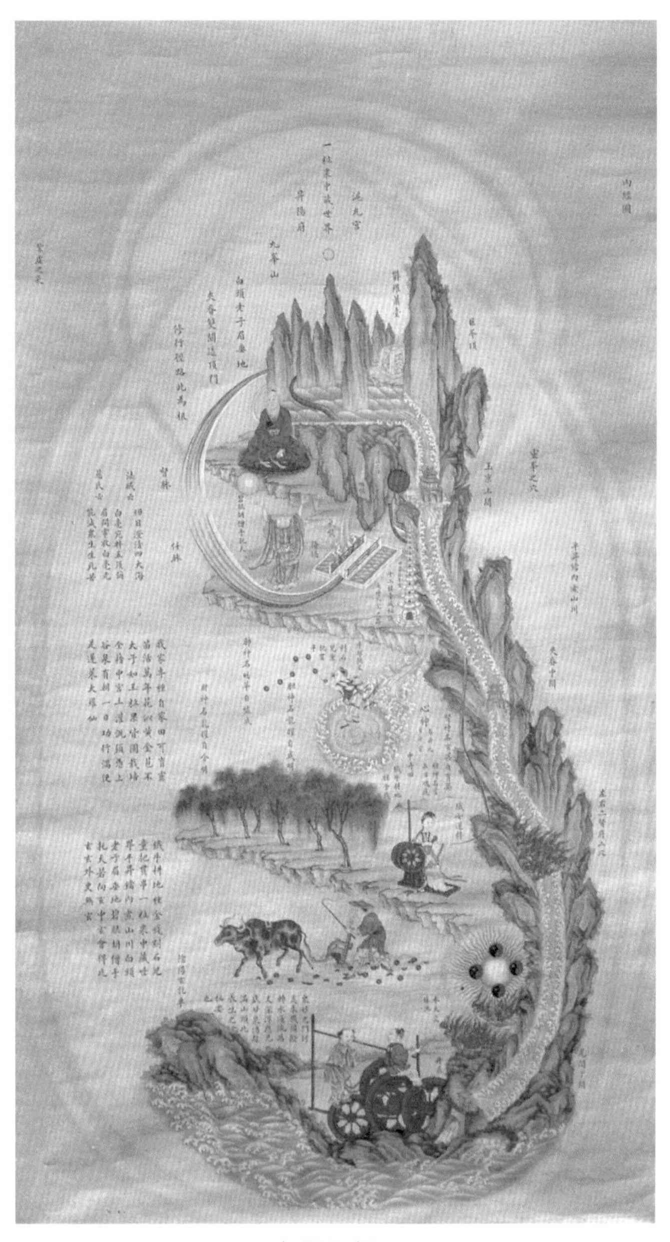

古代內經圖

（二）四維相代原理

人體是呈扁圓形的立體形態結構，當因某一局部肌筋損傷時，由於機體的制痛反應，無論是自然性制痛反應，或是強制性制痛反應，不僅會發生一個側面反應的累及，而是四個側面的累及（即四維象累及），這便是四維相代。

機體四維相代具有如下特點：

①相代的生理制痛反應，可轉化為病理性過程，即發生繼發性病症。

②自然性制痛反應，具有隱蔽性，往往不易被察覺，成為臨床醫學的疑診、誤診。

③強制性制痛反應，具有上體向下傾縮、下體向上抬舉的傾向，出現非正常體態表現。以肢體而論，則前後、左右四維，易於發生拮抗性的繼發性肌筋損傷。

④原發性病灶與連鎖反應結灶並存，並可發生互為因果的牽制性作用。

【註】「四維」可以解釋為四方、四周、四季、四肢、連帶、變異等。《黃帝內經·生氣通天論》「因於濕，首如裹，濕熱不攘，大筋軟短，小筋弛長，軟短為拘，弛長為痿。因於氣，為腫，四維相代，陽氣乃竭。」

（三）神經學反射學原理——「骨膜－筋膜效應」

人體各部位都受到神經系統的支配，同時各部位的反射信號也回饋到中樞神經和神經結節，透過對被捆紮成三維立體的肢體和「骨骼－筋膜」進行敲打，可以非常直接地作用於骨膜－筋膜（神經分布最為廣泛之處）和末梢神經，產生暫時的骨膜－筋膜、神經記憶，從而解除痙攣，增加止痛物質分泌，緩解疼痛。

這種作用就叫做「骨膜－筋膜等值效應」，它與「針感效應」類似，同時也能印證「經絡腧穴」的真實存在，《靈樞‧官針》中「上下摩骨」是較早的記載。

（四）血液循環學原理

人體各部位都受到循環系統的支配，同時各部位的代謝產物也回流到大血管之中，透過對肢體的捆紮構成血液循環暫時的中斷，可以非常直接地調節人體血液運動形態，產生一過性的衝擊流動，得到活血化瘀、緩解局部軟組織損傷疼痛的作用。

（五）骨骼運動力學原理

十二經筋的分布與十二經脈的體表通路基本一致，其循行走向均從四肢末端走向頭身。行於體表，不入內臟，多結聚於關節、骨骼部。

足三陽經筋起於足趾，循股外上行結於頄（面部）；
足三陰經筋起於足趾，循股內上行結於陰器（腹部）；
手三陽經筋起於手指，循臑外行結於角（頭部）；
手三陰經筋起於手指，循臑內上行結於賁（胸部）。

各經筋在循行途中還在踝、膝、股、髀、腕、肘、臂、腋、肩、頸等關節或骨骼處結聚，特別是足厥陰經筋，除結於陰器，並能總絡諸筋。

經筋的主要作用是約束骨骼，利於關節屈伸活動，以保持人體正常的運動功能，骨骼關節的運動必然連帶經筋的運動，經筋的主動、被動運動也同樣會導致骨骼的運動。

因此，筆者透過強制性的捆紮經筋進行敲擊、拍打連帶性經筋運動，從而造成骨骼關節輕微位移，無形之中得到了整骨的作用，從而緩解了因經筋的攣縮而導致的骨骼擠壓椎間盤造成的神經性症狀。

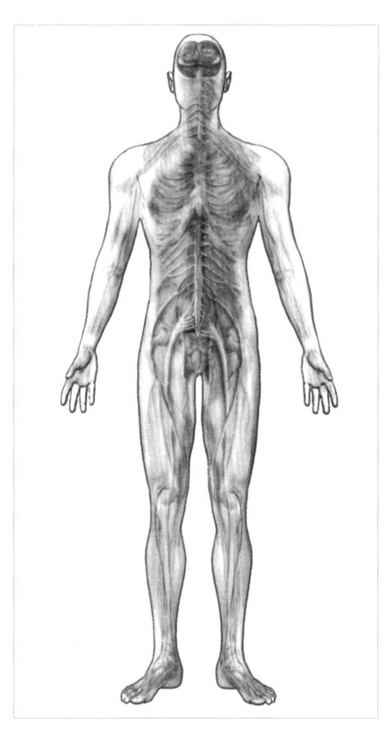

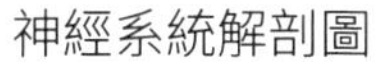

神經系統解剖圖

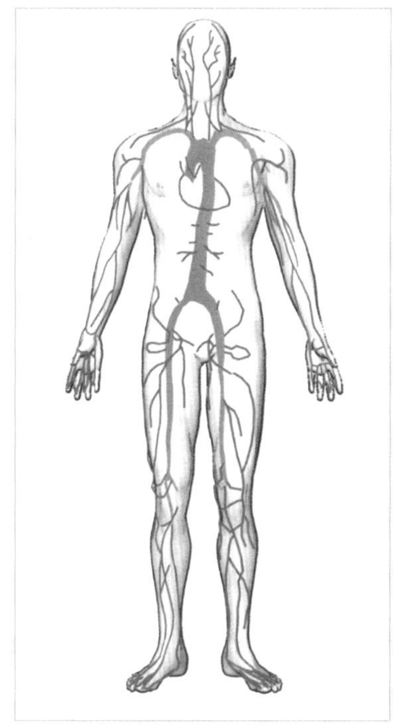

循環系統解剖圖

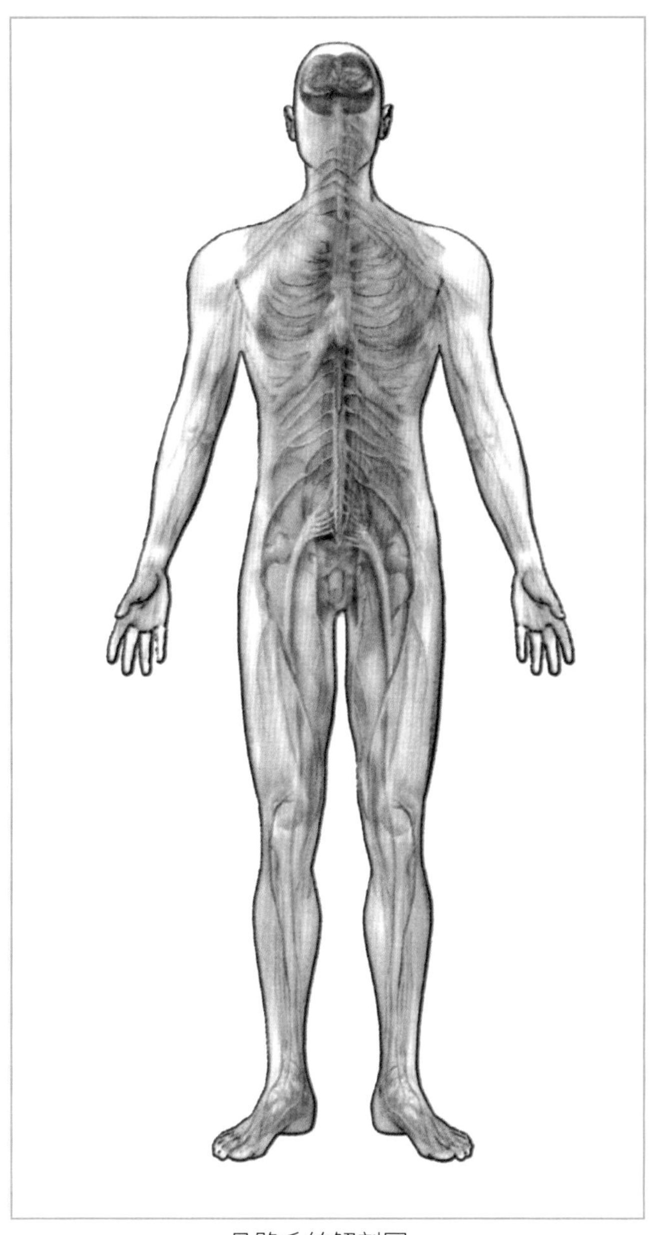

骨骼系統解剖圖

二、使用工具

（一）鍾子類

不同的部位應使用不同形狀的錘子，有利於局部經筋攣縮得解除。上肢一般使用方條形錘子；下肢一般使用圓球形錘子；背部一般使用平面形錘子；頭部一般使用塑料錘子。錘子敲擊的力度要均勻分布，輕重適宜。要多和患者溝通力度大小。

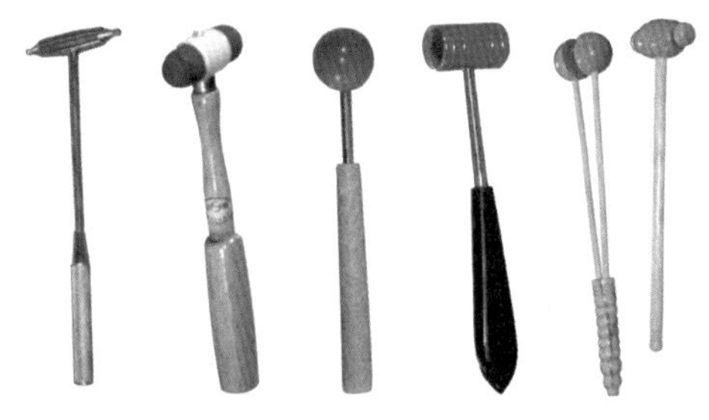

按摩錘子

（二）拍子類

經筋拍打的拍子是用鋼筋加棉花和布料製作而成。形似如意，又稱如意鋼絲拍。大面積一般使用大拍子；小面積一般使用小拍；長方形位置一般使用拍子的側面。拍子使用重拍時一般三下。口中要大聲喊出「1、2、3」要「穩、準、狠」三結合。

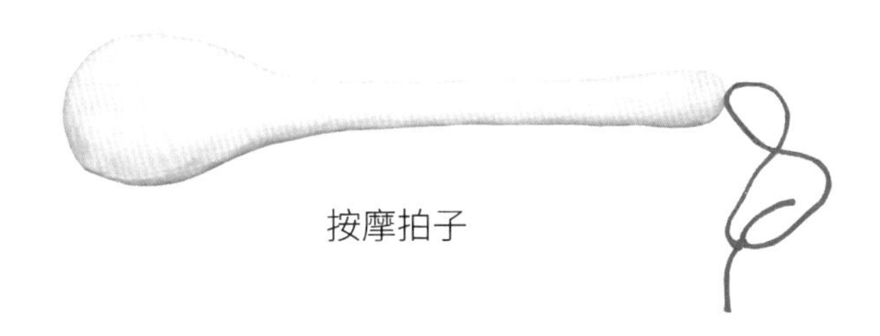

按摩拍子

（三）繩子類

經筋捆紮一般使用橡膠繩子，也可以使用家用線繩代替。手指、足趾一般使用短繩子，如氣門芯塑膠繩子；四肢一般使用中等長度繩子；頸項和軀幹一般使用長繩子。也可以使用家庭常用的線繩代替；捆紮技術要「快、勁、匀」三結合。

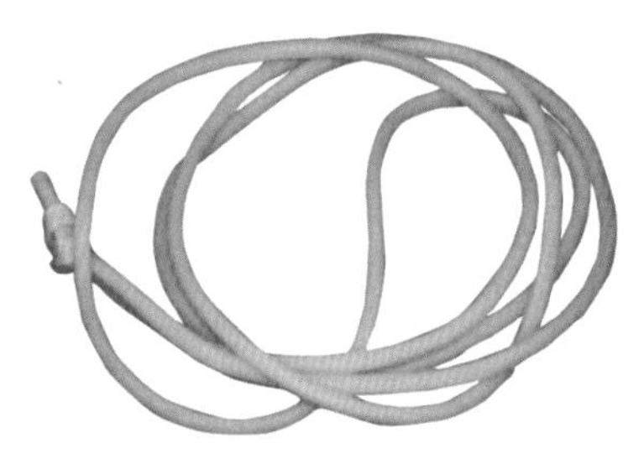

捆紮繩子

1. 捆紮方式

(1) 單繩單紮、單繩雙紮：是指一根繩子朝著一個方向或者兩側同時進行捆紮。

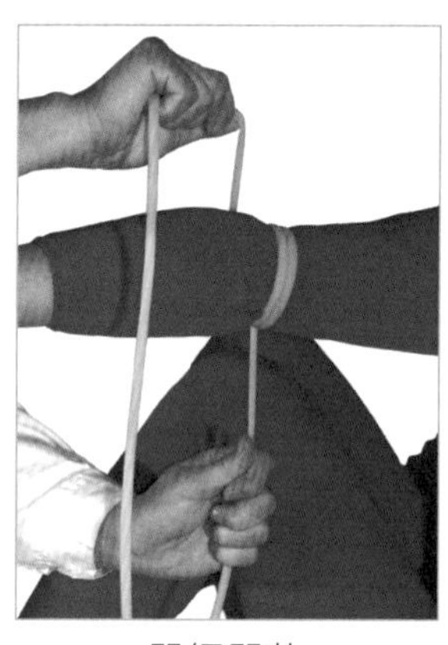

單繩單紮

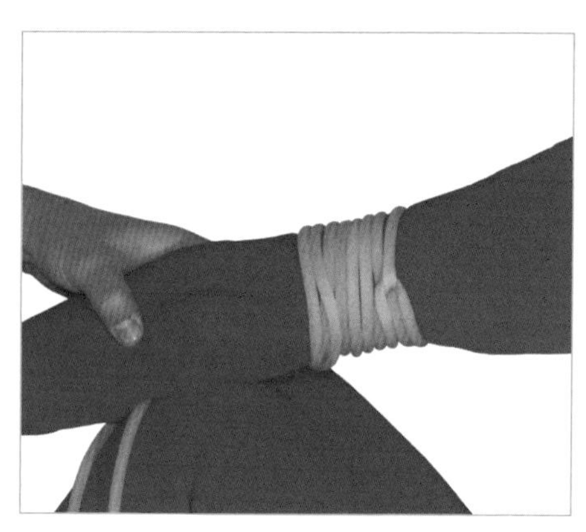

單繩雙紮

(2) 雙繩單紮、雙繩雙紮：是指一根雙繩朝著一個方向或者兩側同時進行捆紮。

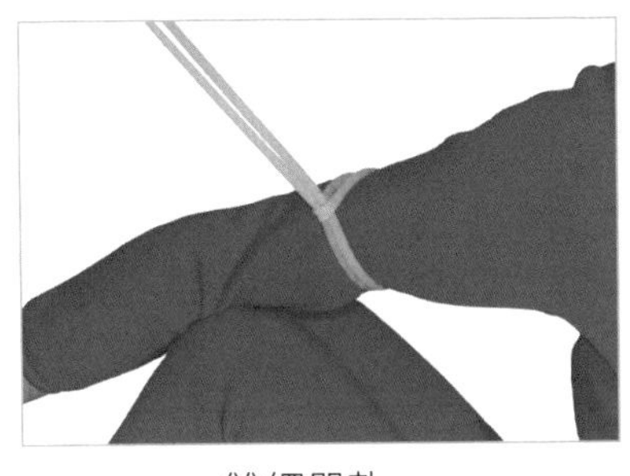

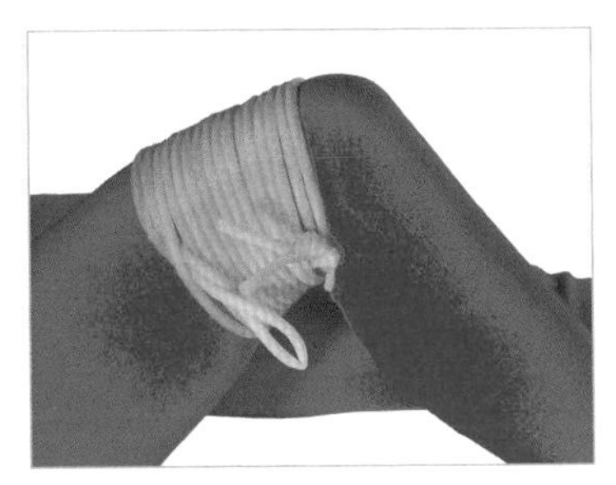

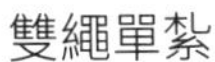

雙繩單紮　　雙繩雙紮

(3) 連續不間斷捆紮、間斷連續捆紮：是指一根或雙繩在一個軀體進行連續排捆紮或者間斷性連續捆紮。

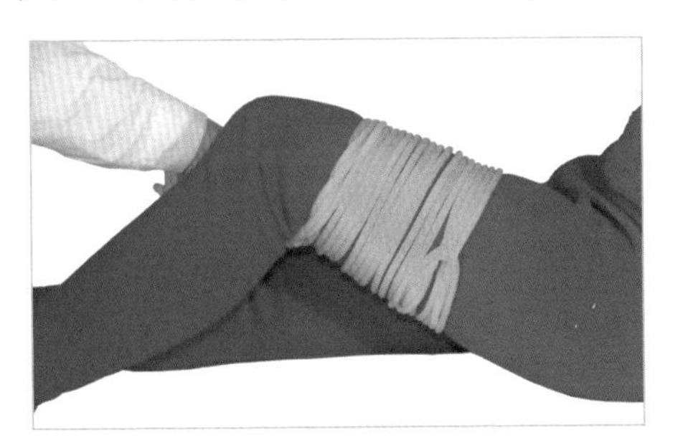

連續不間斷捆紮

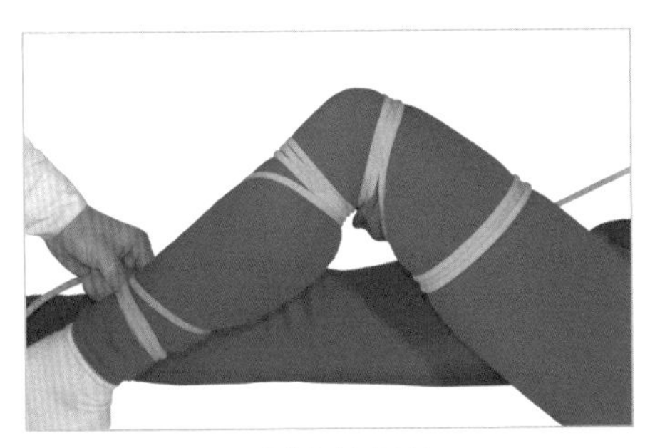

間斷連續捆紮

(4) 扭轉式捆紮：把捆紮繩子以 90° 或者 180° 轉彎，可隨意指定位置的一種高效捆紮方式。

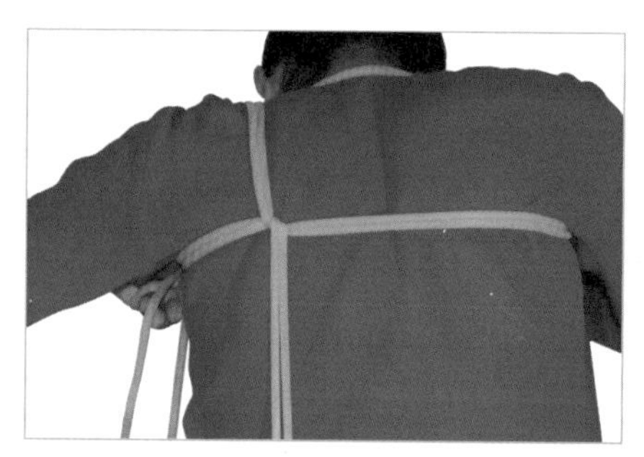

扭轉式捆紮

(5) 交叉式捆紮：常用的背書包式交叉雙跨捆紮方式。

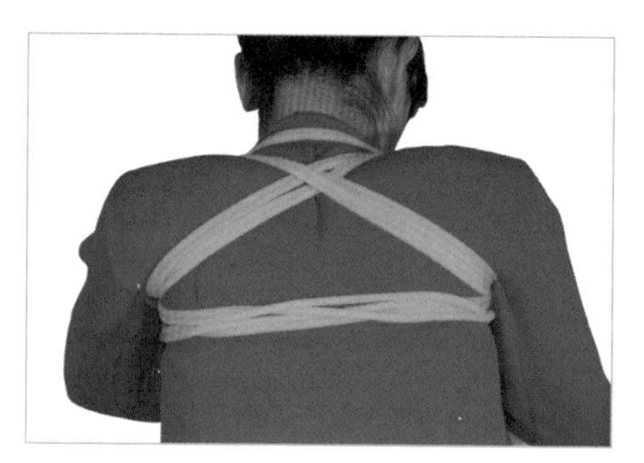

交叉式捆紮

(6) 合併式捆紮：將兩個以上軀體合併捆紮的方式。

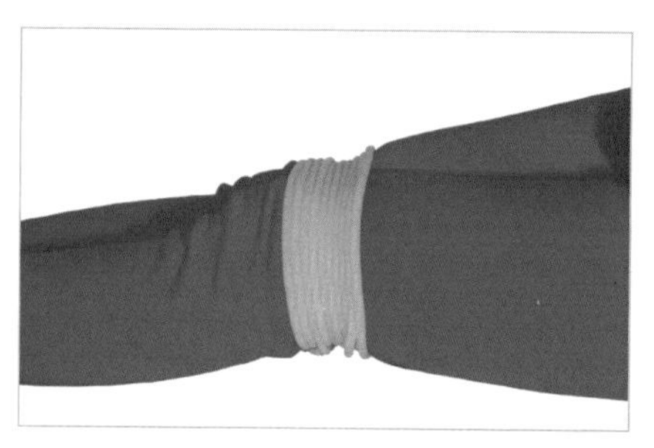

合併式捆紮

(7) 包紮式捆紮：類似傷科包紮患處的一種捆紮方式。

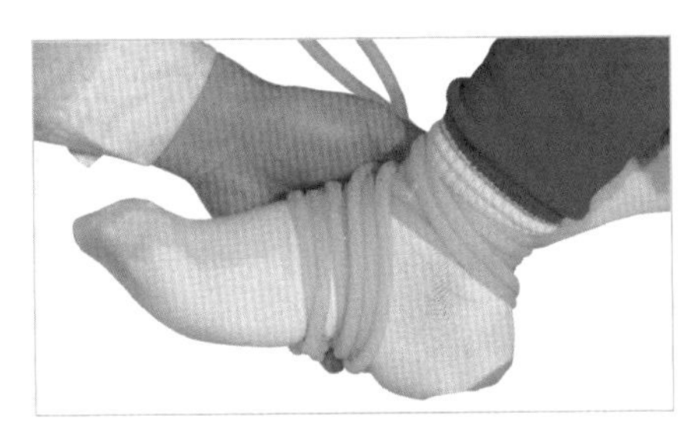

包紮式捆紮

(8) 頭巾式捆紮：用頭巾包裹保護頭部，然後進行捆紮的方式。

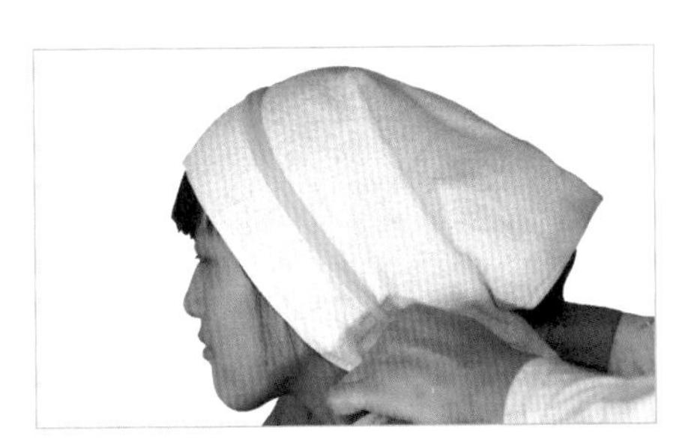

頭巾式捆紮

2. 其他捆紮方式

(1) 雙手握抓式捆紮：傳說中的「有病一把抓」，雙手緊握肢體，強迫患者運動，從而治癒疾病，療效顯著。

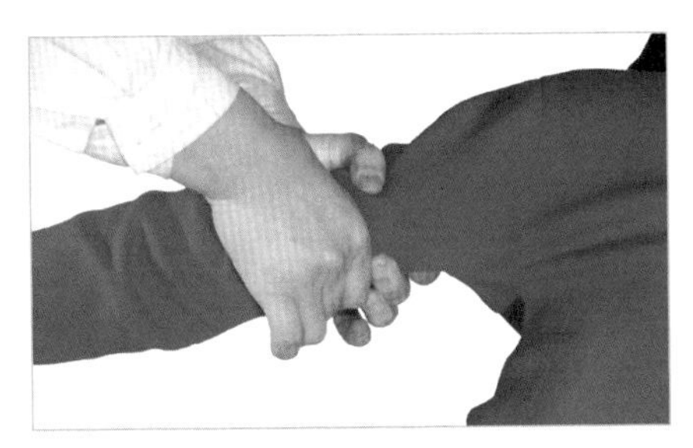

雙手握抓式捆紮

(2) 掐指甲半月捆紮：也是筆者發現的「十藥穴」，針對人體 20 條經脈，分別可以取得人體自身藥物，正如「人體既是大藥」的道理一樣。對於治療老花眼、近視有立竿見影的療效。

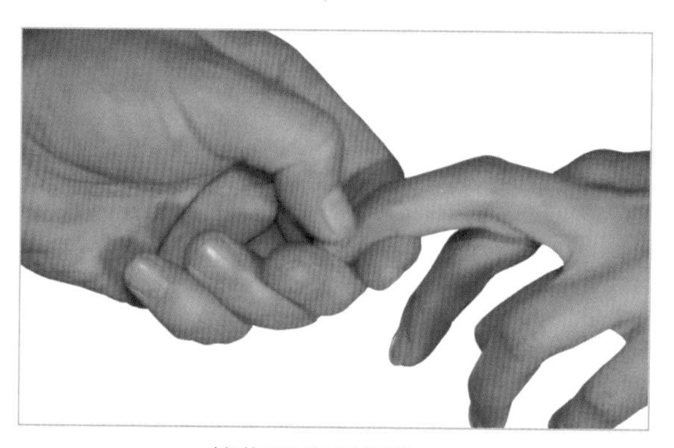

掐指甲半月捆紮

(3) 敲骨膜無形捆紮：頭部和全身裸露在外的骨膜部分，都可以得到「敲骨震髓」的作用，特別是頭部帽狀筋腱比較緊張的患者。

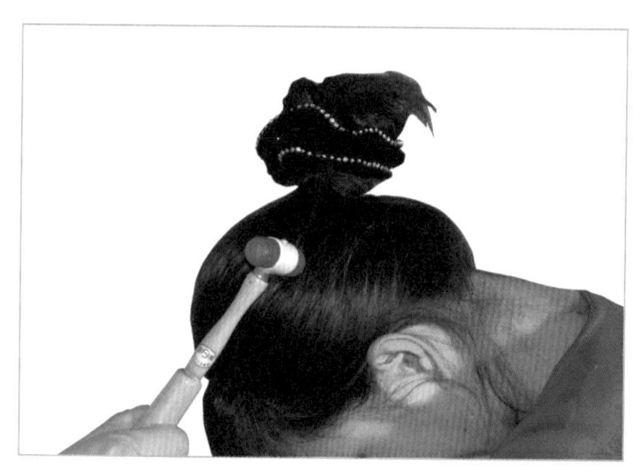

敲骨膜無形捆紮

(4) 繩子替代捆紮：有時找不到橡膠繩子，就可以使用家庭各種各樣的繩子代替，同樣可以得到非常好的效果。

(5) 作繭自縛捆紮：操作者讓患者自身向右旋轉，使繃緊的繩子自動纏繞在身體的外周，從而得到治療人體右旋障礙的神奇效果。

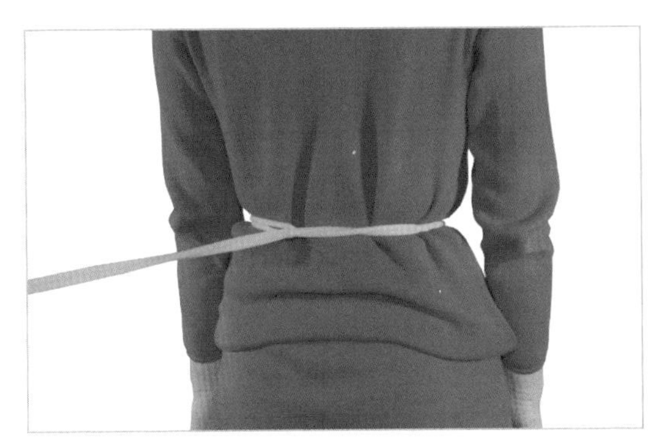

作繭自縛捆紮

(6) 患者協助捆紮：讓患者成為我們的捆紮幫手，讓他參與我們的治療，患者會有一種成就感，和排除因捆紮而造成的緊張情緒，得到寓教於樂，在快樂之中治癒疾病。

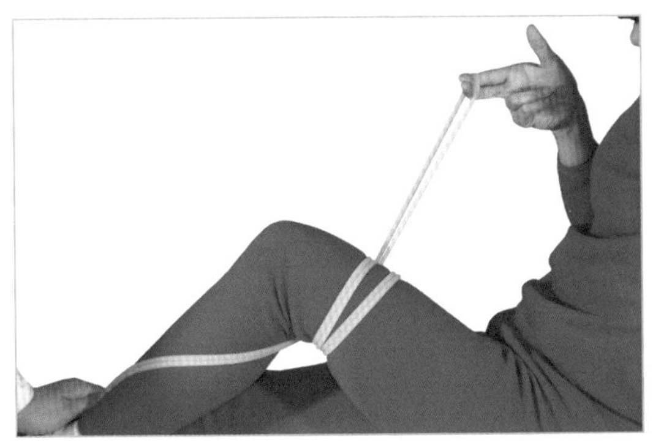

患者協助捆紮

(7) 牙齒咬合式捆紮：傳說中的「老虎吞食」，對於治療痙攣疼痛性疾病，小兒驚厥等有神奇療效。

(8) 腳踩式單雙捆紮：利用足部的力量，踩住繩子的一段，用另外一端進行捆紮治療，比較省力，可以騰出操作之手而且療效顯著。

(9) 體育用品持久捆紮：對於一些運動系統長期疼痛的患者，可以利用某些專門用具（腰圍、護膝等）採取自行捆紮的方式，固定關節，保護軟組織不再受損，能夠得到非常好的治療效果。特別是對於運動員過度運動造成的運動損傷，更要注重持久捆紮治療。

（四）其他

經筋捆紮療法所用的介質可為服裝、按摩單子、按摩毛巾、按摩枕頭、專用保護墊等。

(1) 按摩服裝式捆紮：直接利用患者的服裝進行捆紮，簡便易行。

(2) 按摩單子捆紮：利用按摩單子包紮部位，保護肌體。

(3) 按摩毛巾捆紮：利用按摩毛巾包紮部位，保護肌體。

(4) 按摩枕頭捆紮：利用枕頭包紮腹部，保護內臟。

(5) 專用保護墊捆紮：利用專用工具保護重要部位：頸部、腋窩、腹股溝、會陰等，避免造成醫源性損傷。

三、人體各部位經筋捆紮手法

（一）頭部經筋捆紮法

頭部在人體屬於最高的位置，根據它的解剖來看，它的經筋部位主要是帽狀筋膜與頭部肌群的連接點，屬於捆紮重點位置。可以沿著手足三陽經的經脈線進行敲擊或者捆紮，主要治療頭部疼痛等疾病。

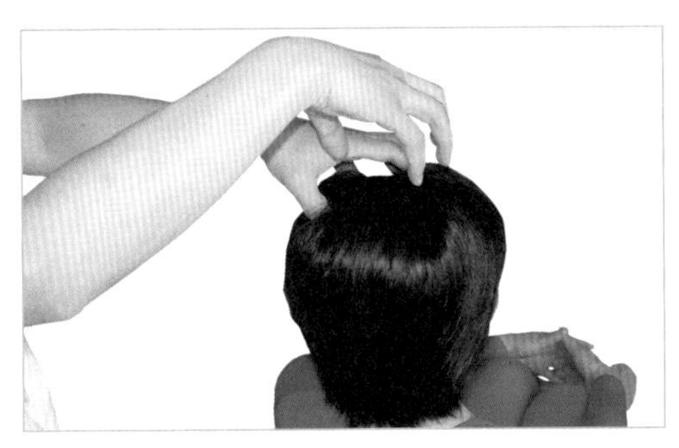

頭部經筋敲擊法

（二）頸部經筋捆紮法

頸項部是人體經筋最集中的位置之一，可採取各種捆紮方式，如：足踩式捆紮、自助式捆紮等。主要治療頸椎綜合徵等疾病。

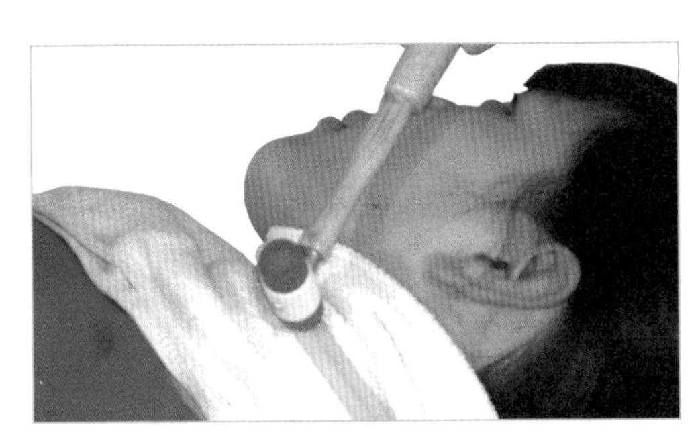

頸部經筋捆紮法

（三）顏面部經筋捆紮法

顏面部經筋多採用直接敲擊的方式，敲擊的部位是沿著牙齒周圍，可以採用震動方式、敲擊方式等。主要治療面神經麻痺等症狀。

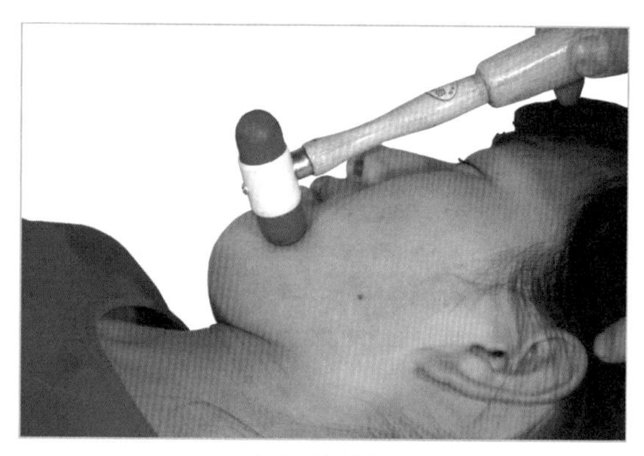

面部經筋敲擊法

（四）胸部經筋捆紮法

胸部經筋捆紮法多採用環形捆紮式，主要治療胸痛、脅肋部疼痛等。

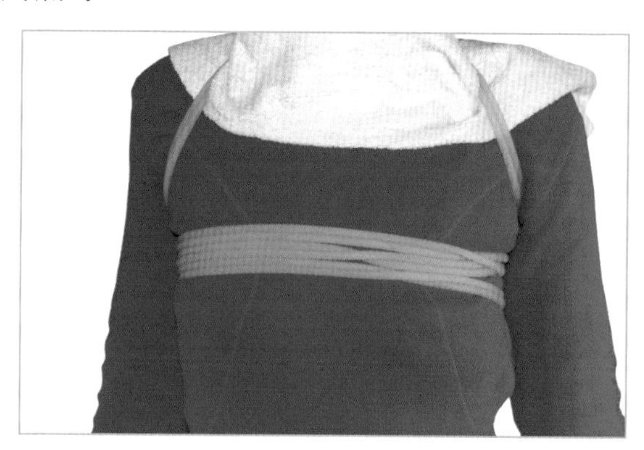

頸部經筋捆紮法

（五）肋骨經筋捆紮法

脅肋部經筋捆紮法多採用環形捆紮式，主要治療脅肋部疼痛等。

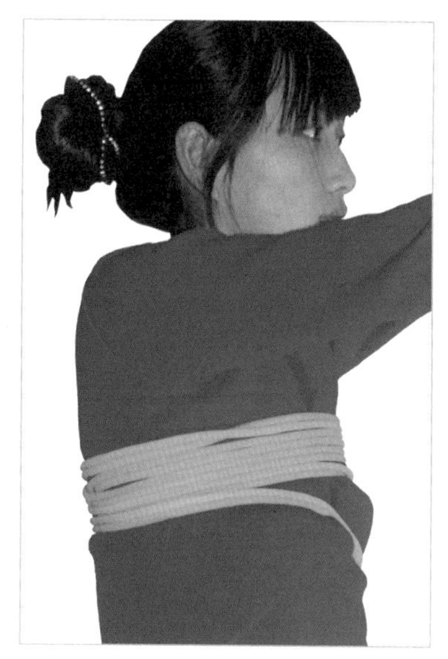

肋骨經筋捆紮法

（六）腰部經筋捆紮法

腰部經筋捆紮方法多採用交叉式、環形捆紮式、抱枕頭捆紮式等，主要治療腰椎間盤突出、閃腰岔氣等。

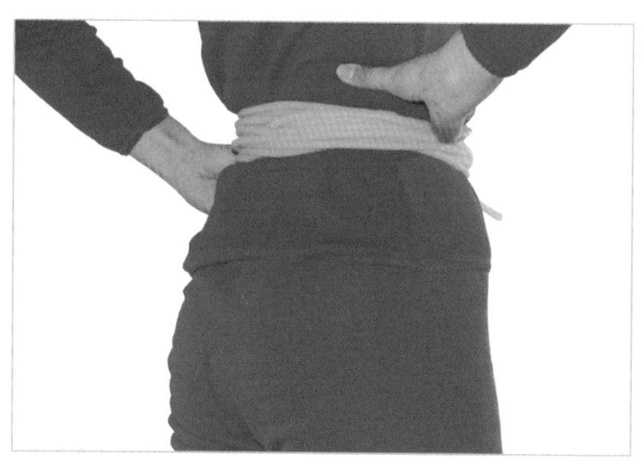

腰部經筋捆紮法

（七）腹部經筋捆紮法

腹部經筋捆紮方法多採用交叉式、環形捆紮式、抱枕頭捆紮式等，主要治療腹直肌疾病等。

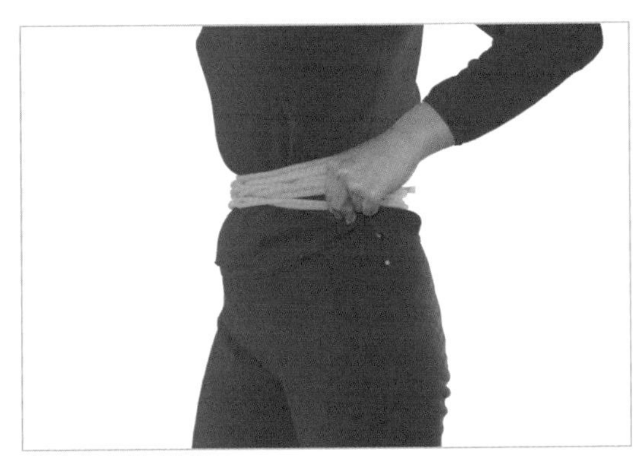

腹部經筋捆紮法

（八）腹股溝經筋捆紮法

腹股溝經筋捆紮法多採用交叉式、包紮式等，主要治療大腿韌帶拉傷等疾病。

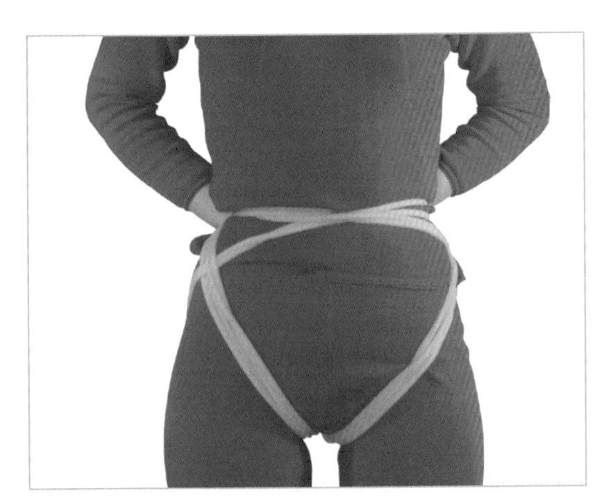

腹股溝經筋捆紮法

（九）臀部經筋捆紮法

臀部經筋捆紮法多採用交叉式等，主要治療坐骨神經痛等疾病。

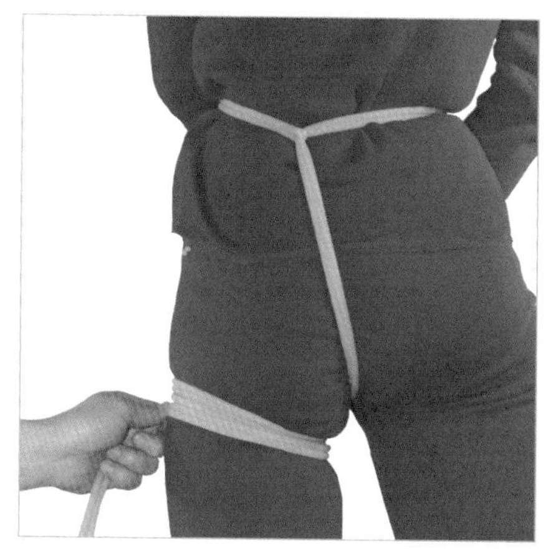

臀部經筋捆紮法

（十）尾椎部經筋捆紮法

尾椎部經筋捆紮法多採用扭轉式、連續捆紮式等，主要治療尾椎挫傷等疾病。

（十一）肩部經筋捆紮法

肩部經筋捆紮法多採用扭轉式、連續捆紮式等，主要治療肩周炎等疾病。

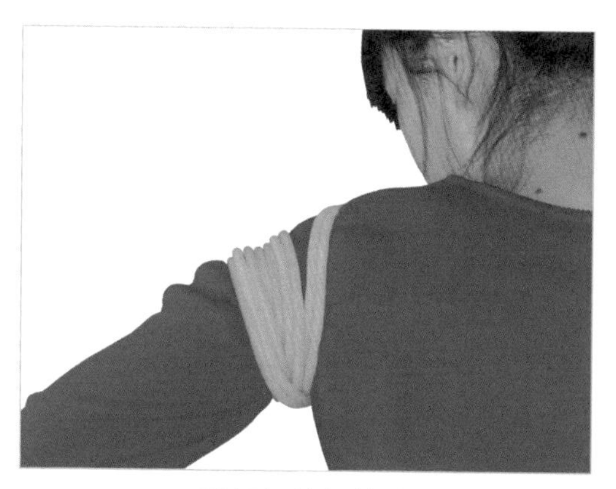

肩部經筋捆紮法

（十二）上臂經筋捆紮法

上臂經筋捆紮法多採用環形捆紮式、連續捆紮式等，主要治療肩周炎等疾病。

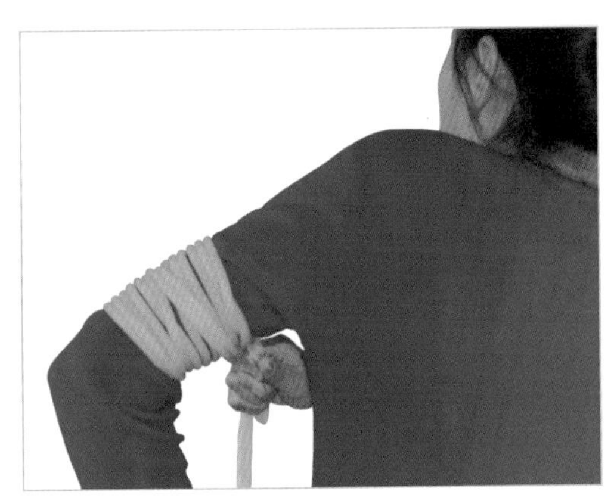

上臂經筋捆紮法

（十三）肘部經筋捆紮法

肘部經筋捆紮法多採用環形捆紮式等，主要治療網球肘等疾病。

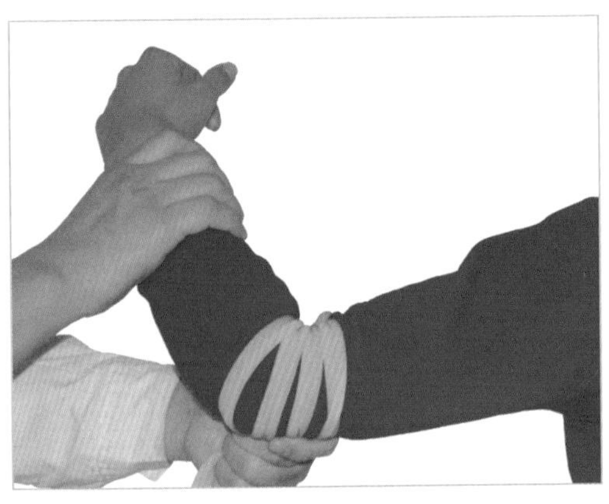

肘部經筋捆紮法

（十四）前臂經筋捆紮法

前臂經筋捆紮法多採用環形捆紮式等，主要治療肌肉勞損、伸筋等疾病。

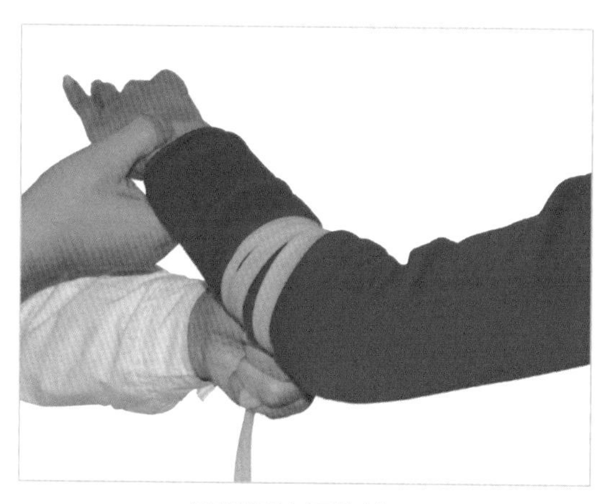

前臂經筋捆紮法

（十五）腕部經筋捆紮法

腕部經筋捆紮法多採用環形捆紮、包紮式捆紮等，主要治療腕部扭挫傷疾病。

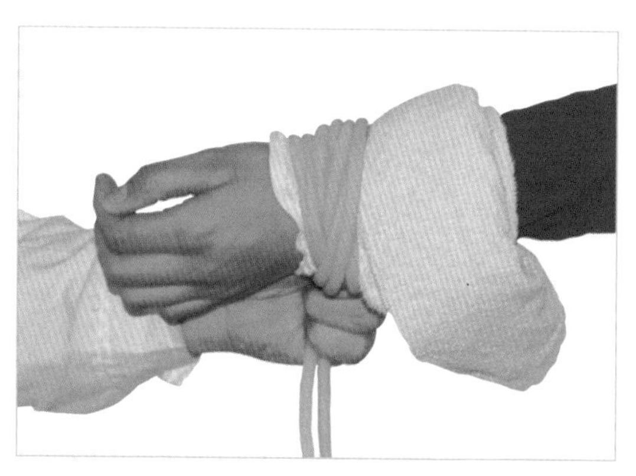

腕部經筋捆紮法

（十六）手掌部經筋捆紮法

手掌部經筋捆紮法多採用環形捆紮、包紮式捆紮等，主要治療掌骨扭挫傷等。

（十七）手指部經筋捆紮法

手指經筋捆紮法多採用環形捆紮、包紮式捆紮等，主要治療手指戳傷等。

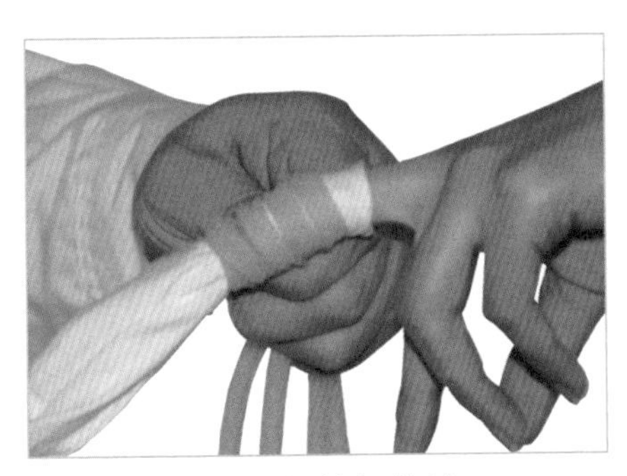

手指部經筋捆紮法

（十八）髖部經筋捆紮法

髖部經筋捆紮法多採用交叉捆紮、包紮式捆紮等，主要治療坐骨神經等疾病。

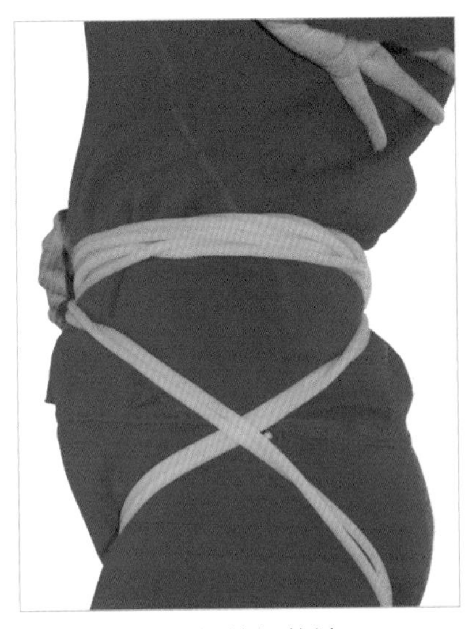

髖部經筋捆紮法

（十九）大腿經筋捆紮法

大腿經筋捆紮法多採用環形捆紮式等，主要治療股內收肌群拉傷等疾病。

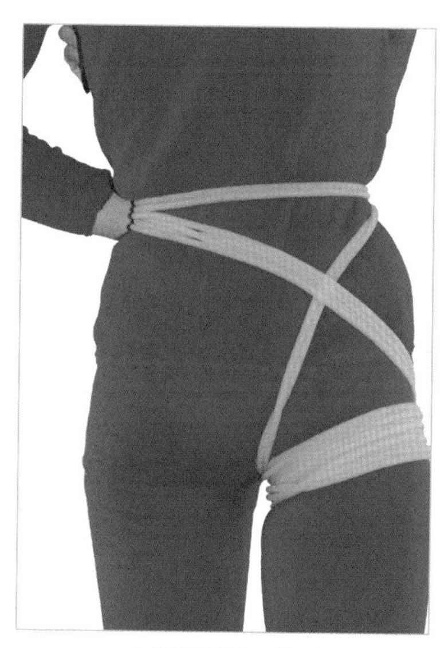

大腿經筋捆紮法

（二十）膝關節經筋捆紮法

膝關節經筋捆紮法多採用環形捆紮、敲打方式等，主要治療膝關節炎等疾病。

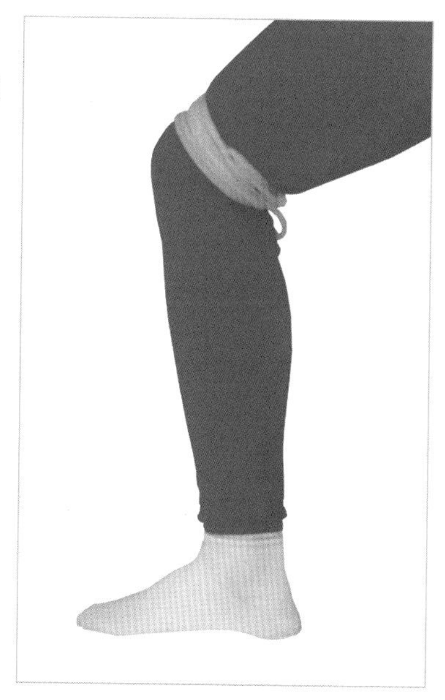

膝關節經筋捆紮法

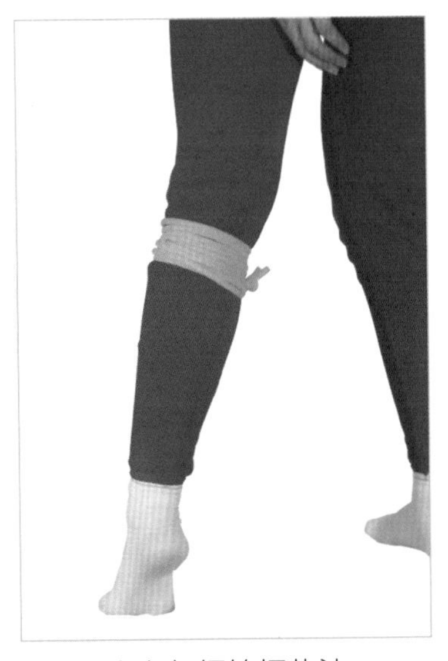

小腿部經筋捆紮法

（二十一）小腿部經筋捆紮法

小腿部經筋捆紮法多採用環形捆紮式等，主要治療小腿疼痛等疾病。

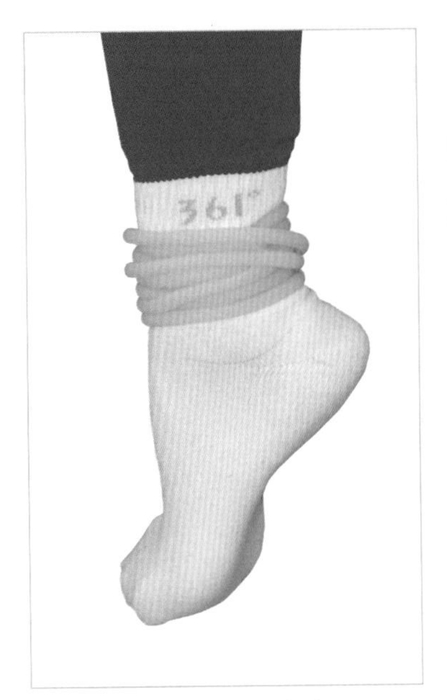

踝部經筋捆紮法

（二十二）踝部經筋捆紮法

踝部經筋捆紮法多採用環形捆紮、包紮式捆紮等，主要治療踝關節扭挫傷等。

（二十三）足掌部經筋捆紮法

足掌部經筋捆紮法多採用環形捆紮、包紮式捆紮等，主要治療跗骨扭挫傷等。

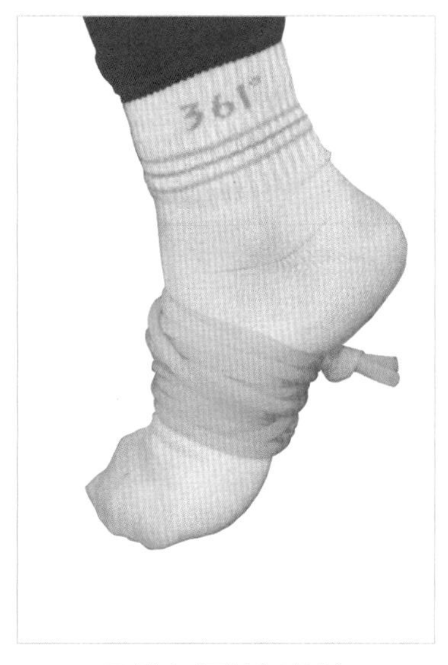

足掌部經筋捆紮法

（二十四）足趾部經筋捆紮法

足趾經筋捆紮法多採用環形捆紮、包紮式捆紮等，主要治療足趾戳傷等。

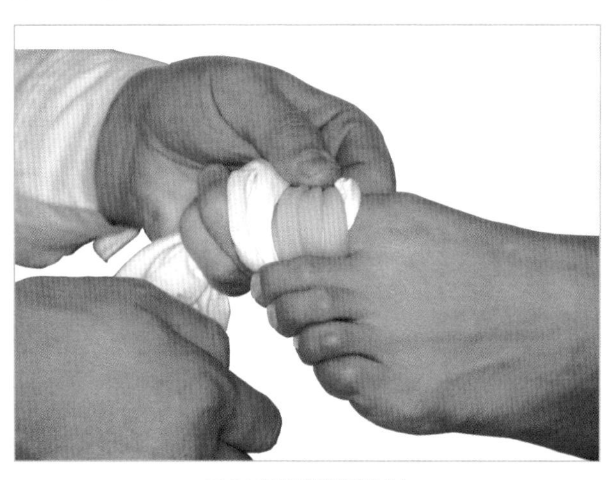

足趾部經筋捆紮法

四、經筋捆紮療法使用注意事項

1.禁忌證

(1) 嚴重器質病變病、急性炎症、膿腫、惡性腫瘤患者。

(2) 出血傾向患者，尤其是女性。

(3) 極度衰弱的人、孕婦、產婦、嬰幼兒等。

(4) 高血壓、心臟病、精神類疾病患者。

(5) 開放性損傷、新傷骨折脫位、急性軟組織損傷、急性疾病發作，病因不明者。

(6) 各種潰瘍性或傳染性皮膚病。

(7) 過飢、過飽、過勞或酒醉者。

2.注意事項

(1) 做好說明工作，取得患者配合協作。

(2) 注意患者狀況，操作細緻，嚴防粗暴行事，以防損傷。

(3) 按患者的承受能力，施以因人、因病的治療量度，特別注意敲擊和捆紮力度的控制。

(4) 嚴防捆傷重要部位及臟器。

(5) 捆紮和拍打時要多與患者溝通，過緊、過鬆都要及時進行調節，防止過度捆紮，出現淤血或暈厥現象。

⑹要嚴格注意會陰部、腋窩部、頸項部等處的保護。

第2章

經筋經絡腧穴

一、十二（五）經筋

根據清·高士宗《黃帝內經素問直解·調經論》：「五臟循行之路，皆從出於經脈之（三維）隧道。以行血氣於周身，血氣不和，則百病乃變化而生。」

可以得出人體二十條經絡，內屬於臟腑，外絡於肢節，應該存在一種三維立體的三維隧道，在這個立體三維隧道之中分別運行著人體「陰陽五行臟腑氣血」，並於「四時五臟陰陽」相通，作為醫生必須如《靈樞·經別》所云：深入了解「十二經脈者，人之所以生，病之所以成，人之所以治，病之所以起，學之所以始，工之所止也。粗之所易，上之所難也。」

（一）手太陰肺經筋

（四維經筋數字 54，雙向原理—魄）

【循行】起於大指之上，循指上行，結於魚後，行寸口外側，上循臂，結肘中，上臑內廉，入腋下，出缺盆，結肩前髃，上結缺盆，下結胸裡，散貫賁，合賁下，抵季脅。

【主證】咳嗽，氣短，喘息，胸部脹悶，鼻塞，咽痛，惡寒發熱，汗出惡風，小便頻數但量少，上肢內側前緣沿經酸楚疼痛、麻木。

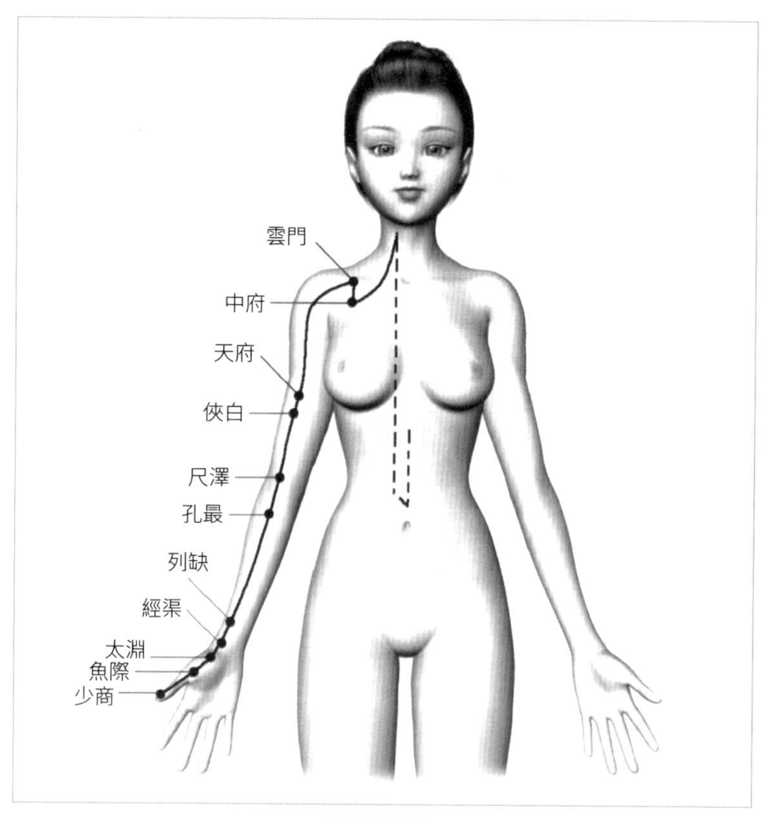

手太陰肺經

【穴位歌訣】手太陰肺十一穴，中府雲門天府訣，俠白尺澤孔最存，列缺經渠太淵涉，魚際拇指白肉際，少商甲角如韭葉。（手太陰肺經絡「三維隧道」數字52）

【病變區域】季肋筋區，胸前外側區，鎖骨筋區，肩前及上臂內上側筋區，肘部內上側筋區，前臂內上側筋區，腕橈側筋區，魚際及拇指掌內上側筋區。

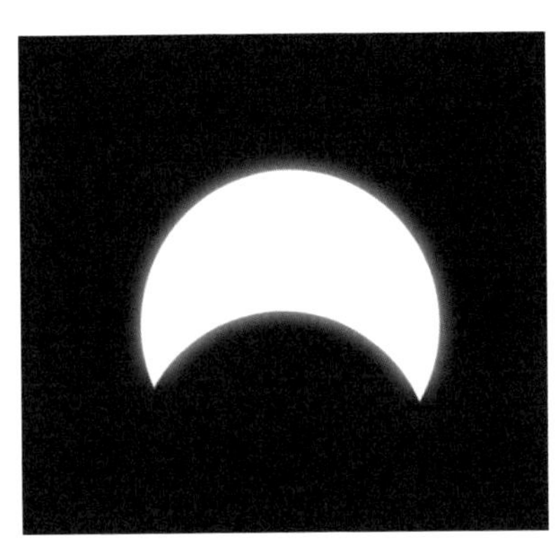

肺會意圖

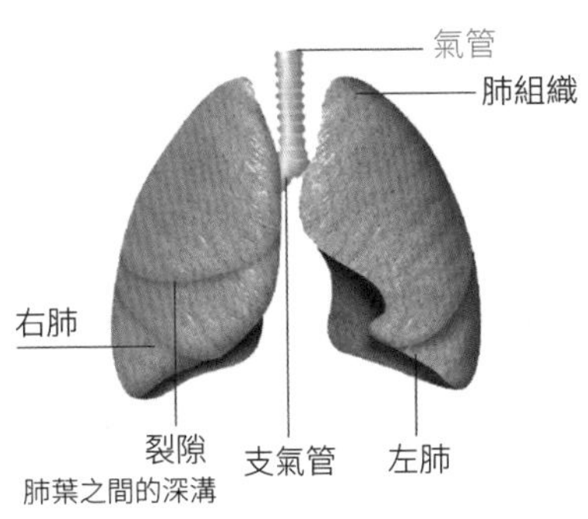

肺解剖圖

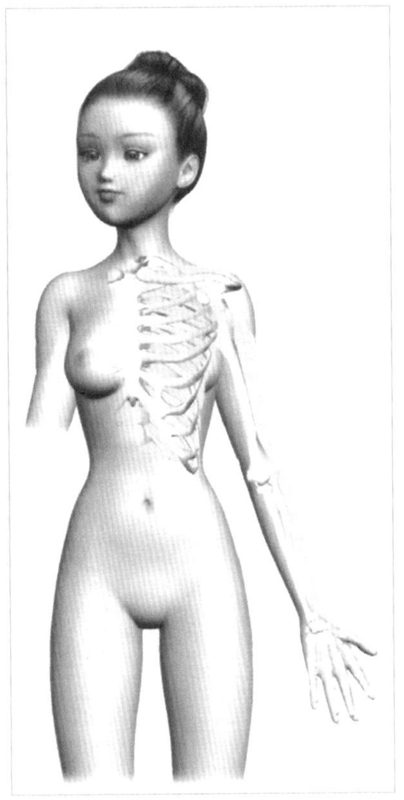

手太陰肺經筋

（二）手陽明大腸經筋

（四維經筋數字 27 兑卦 011011，聯通原理——合）

【循行】起於大指次指之端，結於腕，上循臂，上結於肘外，上臑，結於髃；其支者，繞肩胛，挾脊；其直者，從肩髃上頸；其支者，上頰，結於頄；直者，上出手太陽之前，上左角，絡頭，下右頷。

【主證】上肢外側前緣沿經酸楚、疼痛、麻木，上肢酸軟無力、活動受限、肌肉萎縮、癱瘓失用，肩腫，肩痛，

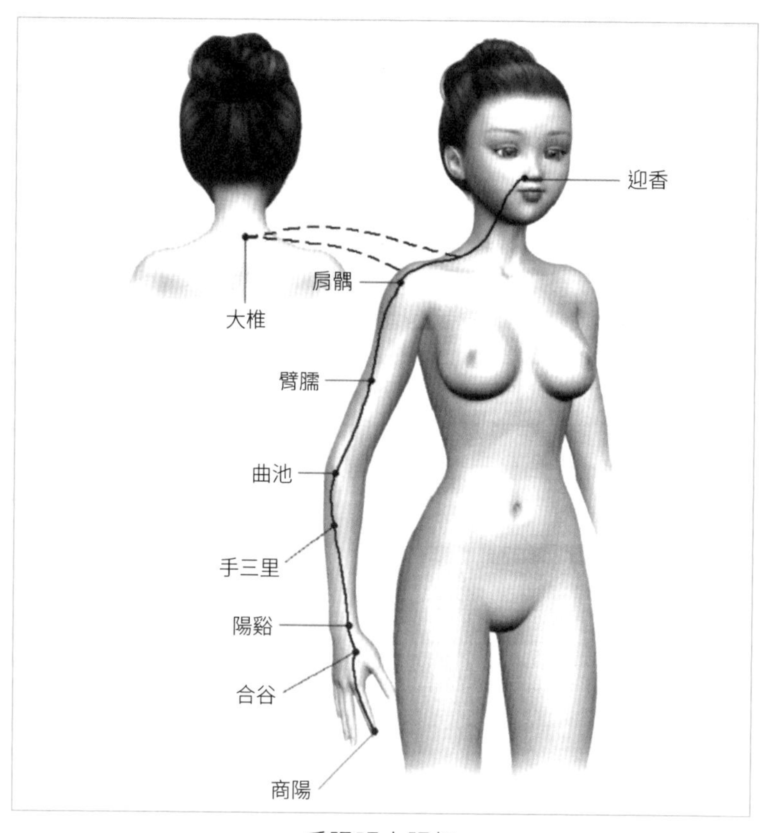

手陽明大腸經

鼻塞，流涕，下齒疼痛，咽喉腫痛，面痛，面癱，面痙攣，腹痛，腸鳴，泄瀉，下痢，痔瘡，便秘等。

【穴位歌訣】二十大腸起商陽，二間三間合谷藏，陽谿偏歷溫溜齊，下廉上廉三里長，曲池肘髎五里近，臂臑肩髃巨骨當，天鼎扶突禾髎接，鼻旁五分號迎香。（手陽明大腸經絡「三維隧道」數字 11）

【病變區域】前額外上經筋區，顳前筋區，頰筋區，前筋區，肩前筋區，上臂前側筋區，時外側筋區，前臂外側筋區，腕內側筋區，掌次指關節筋區。

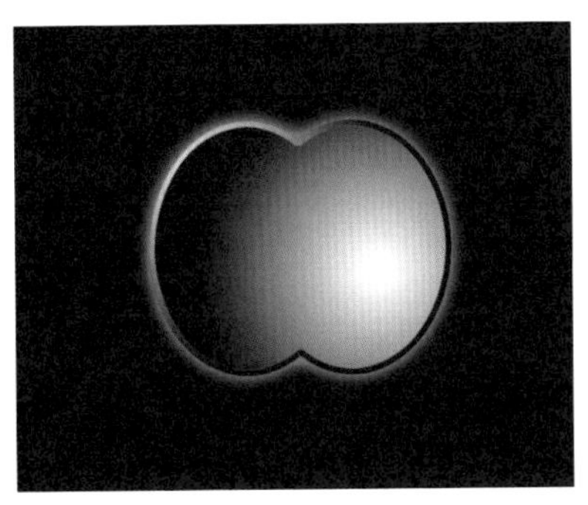

大腸會意圖

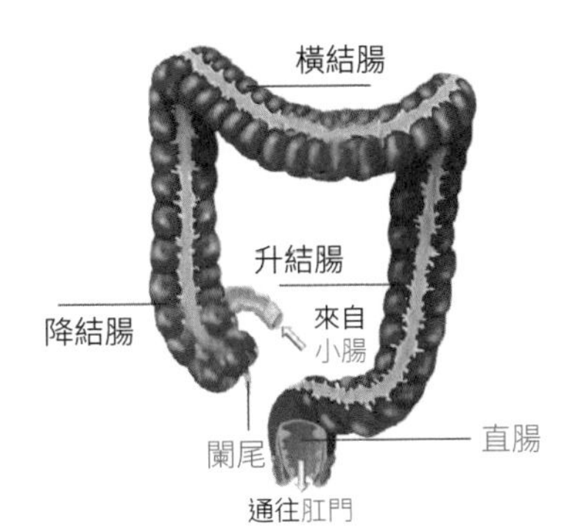

大腸解剖圖

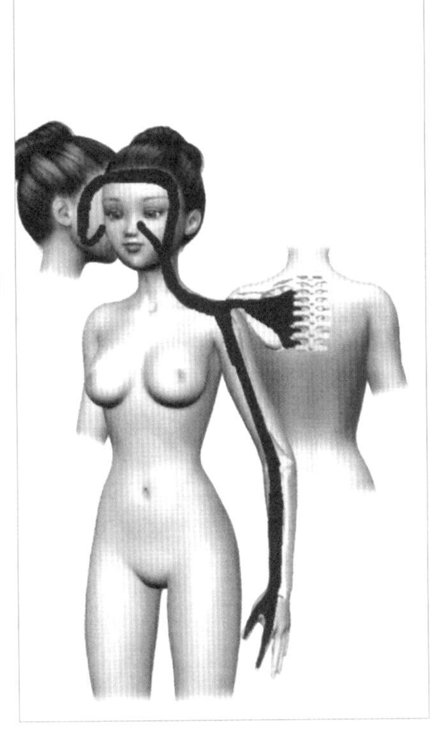

手陽明大腸經筋

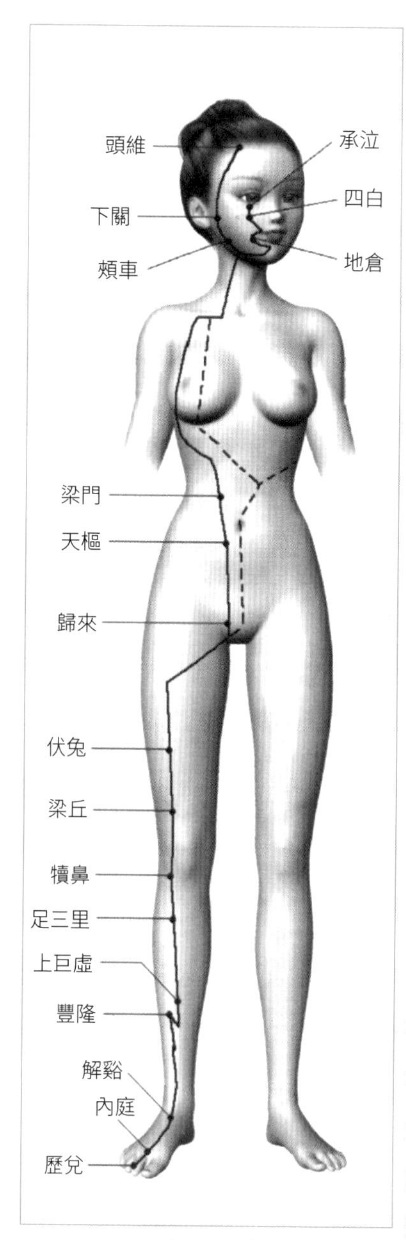

足陽明胃經

（三）足陽明胃經筋

（四維經筋數字15，下降原理——易）

【循行】起於中指，結於跗上，邪外上加於輔骨，上結於膝外廉，直上結於髀樞，上循脅，屬脊；其直者，上循骭，結於膝；其支者，結於外輔骨，合少陽；其直者，上循伏兔，上結於髀，聚於陰器，上腹而布，至缺盆而結，上頸，上挾口，合於頄，下結於鼻，上合於太陽，太陽為目上綱，陽明為目下綱；其支者，從頰結於耳前。

【主證】胃脘脹痛，食慾減退，嘔吐，腹痛，腸鳴，泄瀉，痢疾，便秘，發熱，下肢外側前緣沿經酸楚、疼痛、麻木，下肢酸軟無力、活動受限、肌肉萎縮、癱瘓失用，頸腫，咽喉疼痛，上齒疼痛，鼻病，目疾，面痛，面癱，面痙攣，前額疼痛等。

【穴位歌訣】四十五穴足陽明，承泣四白巨髎經，頭維下關頰車穴，地倉大迎對人迎，水突氣捨連缺盆，氣戶庫房屋翳屯，膺窗乳中接乳根，不容承滿與梁門，關門太乙滑肉門，天樞外陵大巨存，水道歸來氣衝次，髀關伏兔走陰市，梁丘犢鼻足三里，上巨虛連條口行，下巨虛跳上豐隆，解谿衝陽陷谷中，內庭穴在次指縫，次指夾角厲兌停。（足陽明胃經絡「三維隧道」數字25）

【病變區域】耳、鼻、目、口筋區的筋結點、腰側筋結區、髀筋結區、大腿前及外側筋結區、小腿脛腓骨筋結區、足背筋結區。

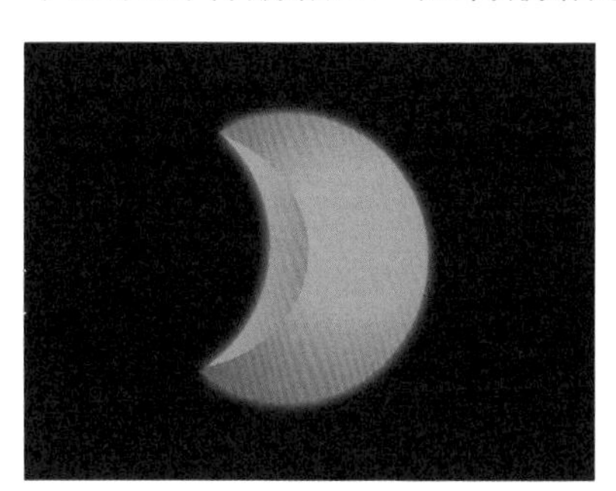

胃會意圖

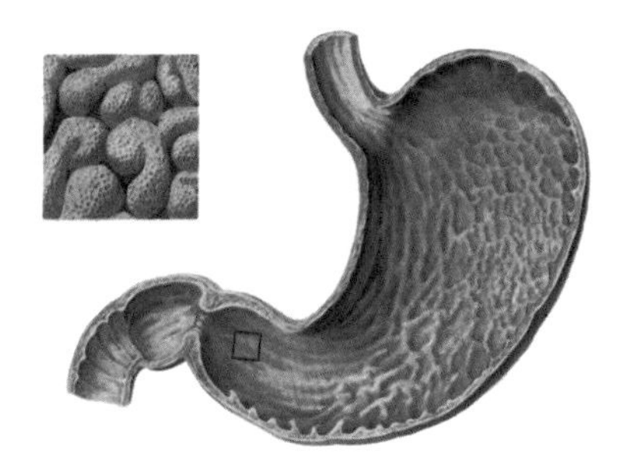

胃解剖圖

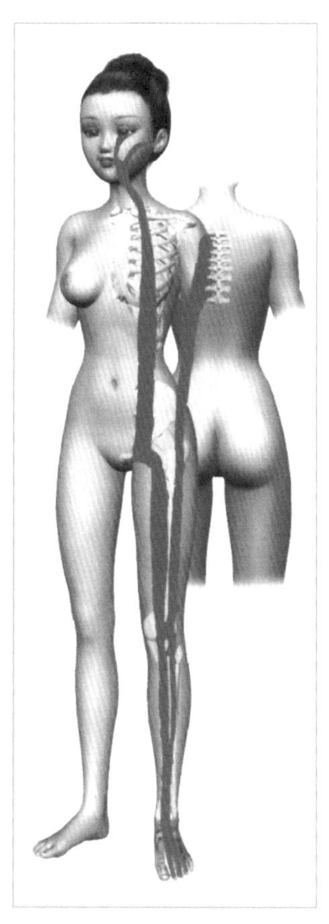

足陽明胃經筋

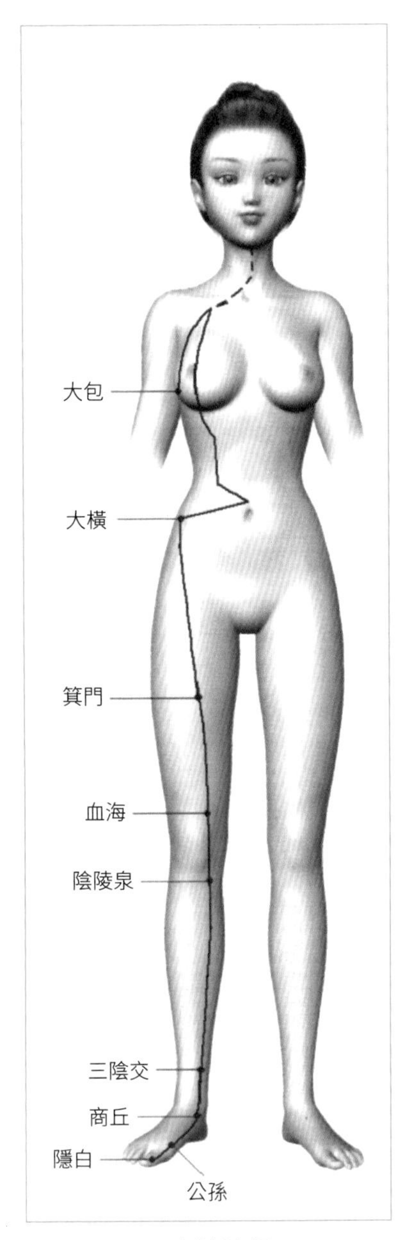

足太陰脾經

（四）足太陰脾經筋

（四維經筋數字60，上升原理——意）

【循行】起於大趾之端內側，上結於內踝；其直者，結於膝內輔骨，上循陰股，結於髀，聚於陰器，上腹，結於臍，循腹裡，結於肋，散於胸中；其內者，著於脊。

【主證】脘腹脹滿，泄瀉，食慾不振，黃疸，水腫，身重乏力，月經不調，崩漏，下肢內側前緣沿經酸楚、疼痛、麻木，舌根強直。

【穴位歌訣】二十一穴脾中州，隱白在足大趾頭，大都太白公孫盛，商丘三陰交可求，漏谷地機陰陵泉，血海箕門衝門投，府舍腹結大橫排，腹哀食竇天谿侯，胸鄉周榮大包上，從足經腹向胸走。（足太陰脾經絡「三維隧道」數字38）

【病變區域】脊中後側旁筋結區、腰側筋結區、上胸及脅部筋結區、臍下筋結區、陰器筋滯區、髀內上側筋結區、大腿內側筋結區、膝內側經筋頭區、小腿內側筋結區、踝後上及前側筋結區，蹠前沿筋結區、拇趾外側筋結區。

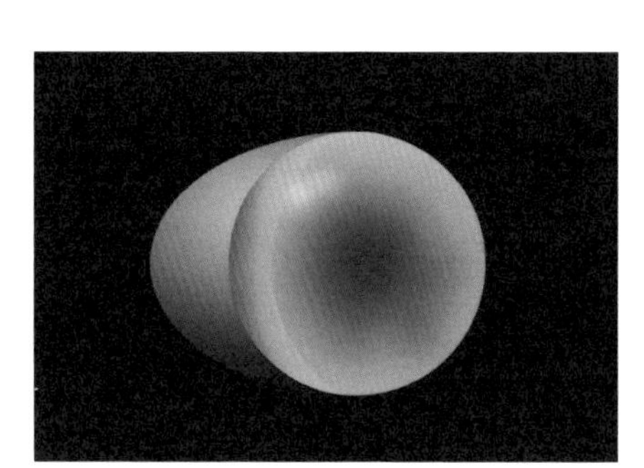

脾會意圖

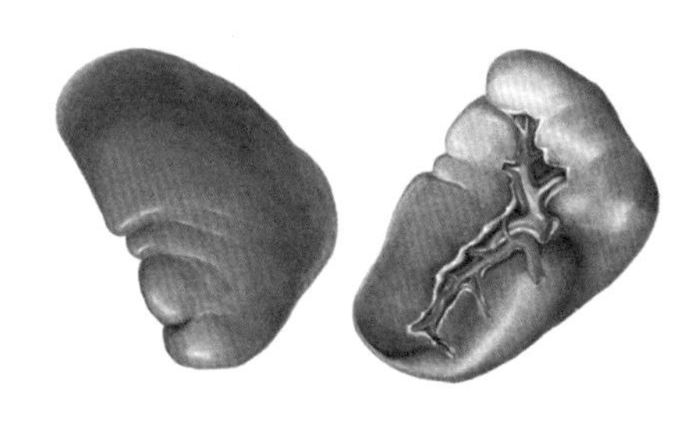

脾解剖圖

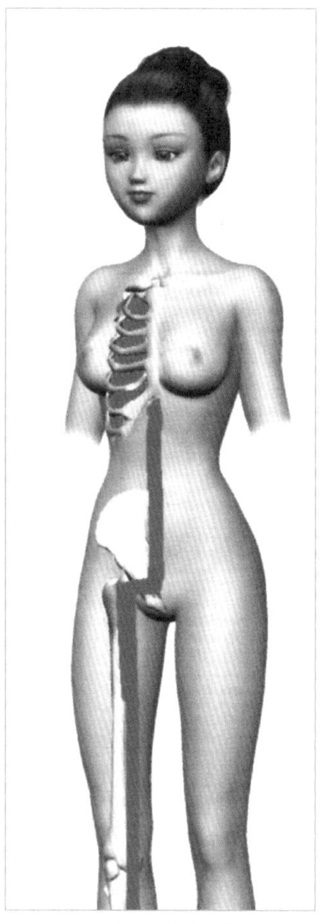

足太陰脾經筋

（五）手少陰心經筋

（四維經筋數字46，循環原理——神）

【循行】起於小指之內側，結於銳骨，上結肘內廉，上入腋，交太陰，挾乳裡，結於胸中，循臂，下繫於臍。其病內急，心承伏梁，下為肘。

【主證】胸痛，心悸，心痛，心煩，失眠，神志失常，咽乾，口舌生瘡，上肢內側後緣沿經酸楚、疼痛、麻木，手心熱痛。

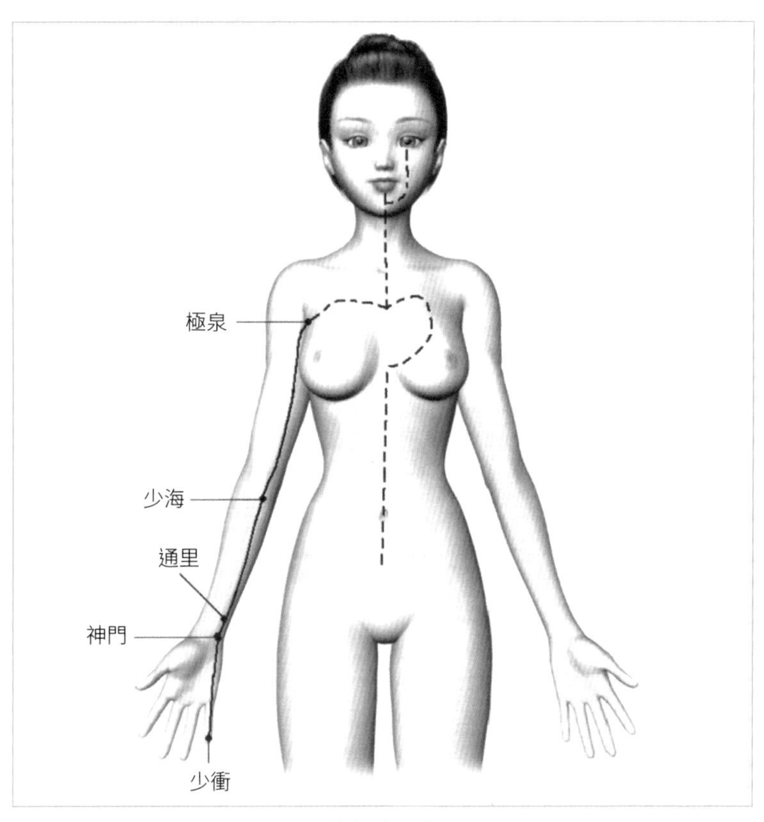

手少陰心經

【穴位歌訣】九穴心經手少陰，極泉青靈少海深，靈道通里陰郄穴，神門少府少衝尋。（手少陰心經絡「三維隧道」數字22）

【病變區域】臍周筋結區、前胸中下部筋結區、腋前內側筋結區、肘部內側盡筋頭區、前臂內側筋結區、腕部內側筋結區、掌內側根筋結區、小指指節筋結區。

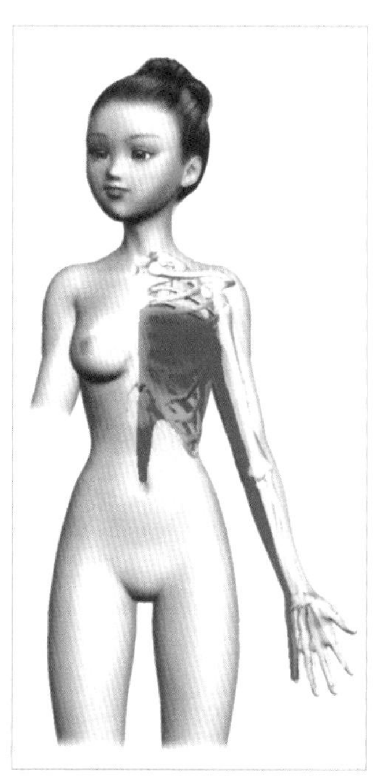

手少陰心經筋

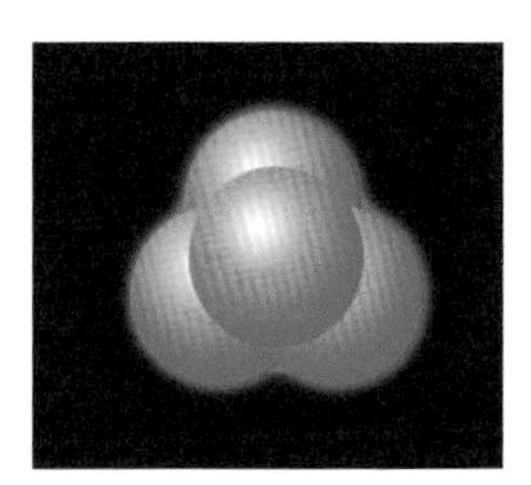

心會意圖

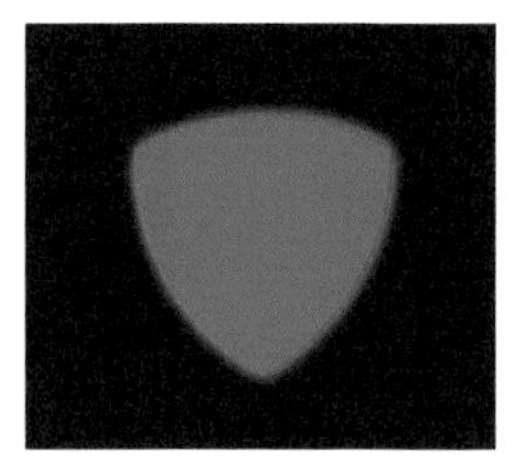

心舌

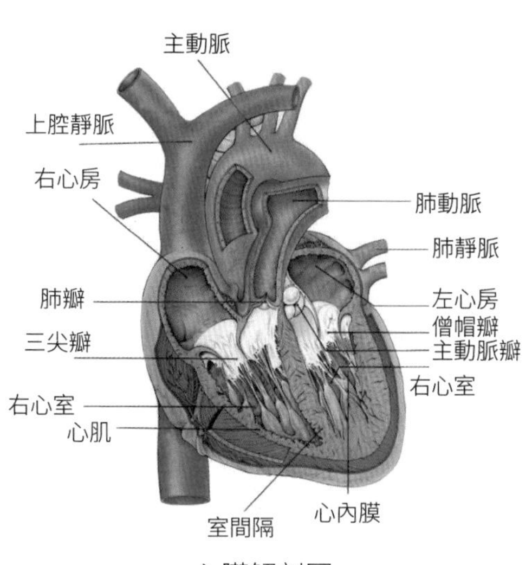

心臟解剖圖

（六）手太陽小腸經筋

（四維經筋數字29，細分原理——化）

【循行】起於小指之上，結於腕，上循臂內廉，結於肘內銳骨之後，彈之應小指之上，入結於腋下；其支者，後走腋後廉，上繞肩胛，循脛出走太陽之前，結於耳後完骨；其支者，入耳中；直者，出耳上，下結於頷，上屬目外眥。

【主證】上肢外側後緣沿經酸楚、疼痛、麻木，肩胛痛，咽喉疼痛，頰腫，目黃，耳鳴，耳聾，少腹疼痛，腸鳴，泄瀉，小便短赤。

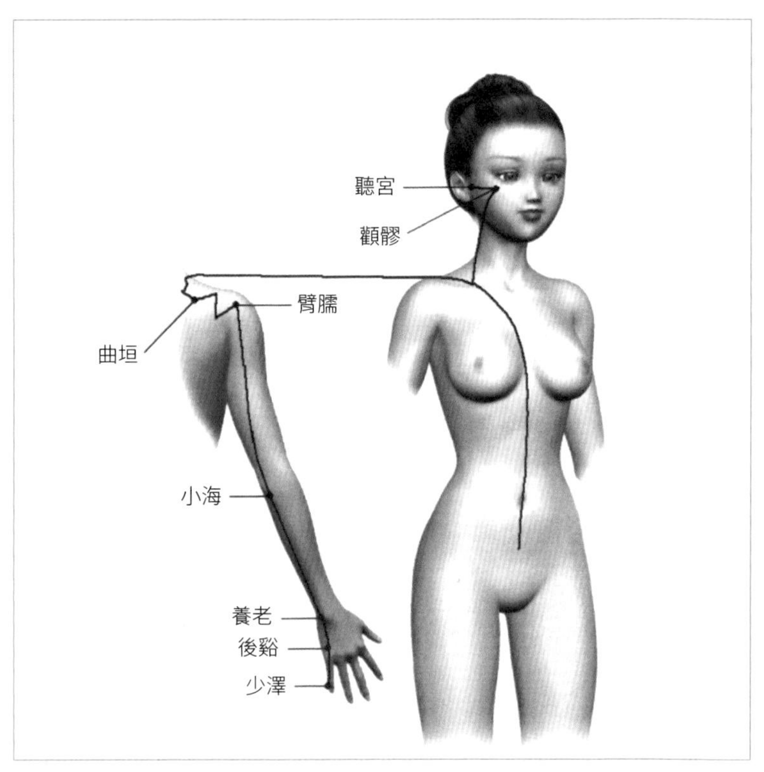

手太陽小腸經

【穴位歌訣】小腸經穴一十九，少澤前谷後谿走，腕骨養谷養老穴，支正小海外附肘，肩貞臑俞接天宗，髎外秉風曲垣首，肩外俞連肩中俞，天窗乃於天容偶，顴骨弓下是顴髎，聽宮耳屏前面求。（手太陽小腸經絡「三維隧道」數字 41）

【病變區域】頭額角及外眥、耳周筋的耳上、耳前及後區、頸後外側筋區、岡上及岡下筋結區、肩胛內上角區、時後背側筋結區、腕外側筋結區，小手指端等。

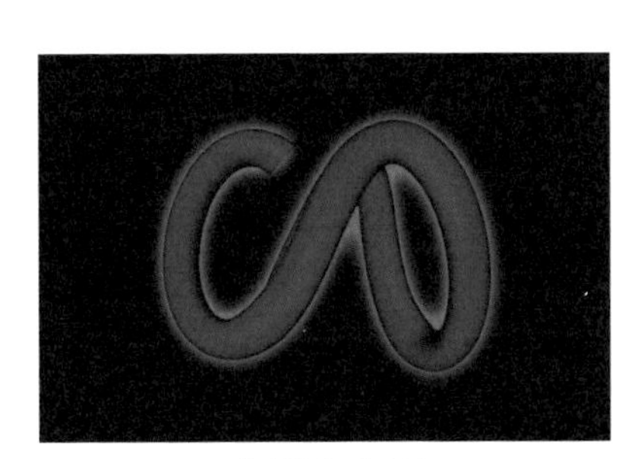

小腸會意圖

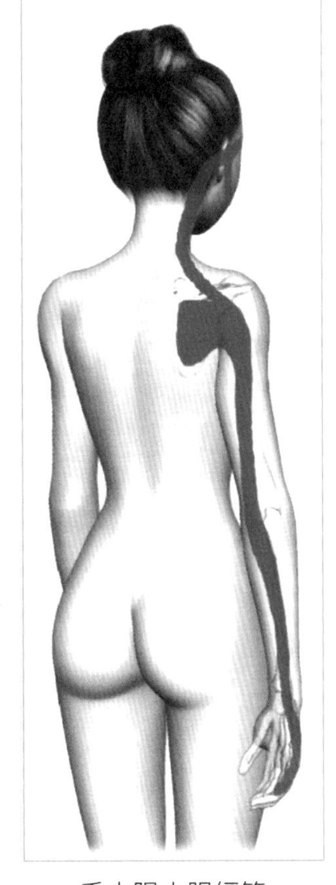

手太陽小腸經筋

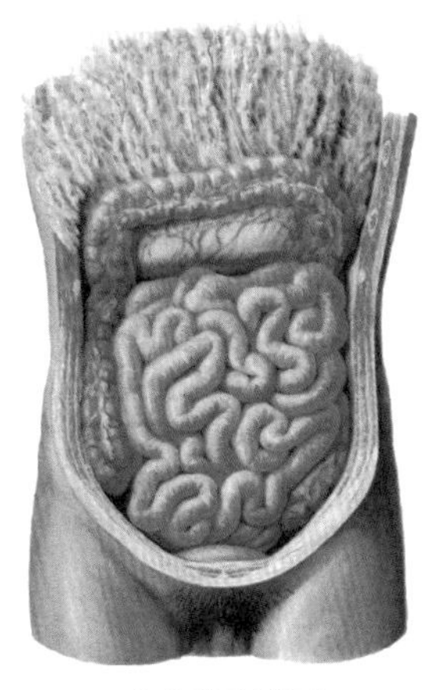

小腸解剖圖

（七）足太陽膀胱經筋

（四維經筋數字23、統一原理——氣）

【循行】起於足小趾上，結於踝，斜上結於膝，其下循足外踝，結於踵，上循跟腱，結於膕；其別者，結於踹外，上膕中內廉，與膕中並上結於臀，上挾脊上項；其支者，別入結於舌本；其直者，結於枕骨，上頭下顏，結於鼻；其支者，為目上綱，下結於頄；其支者，從腋後外廉，結於肩髃；其支者，入腋下，上出缺盆，上結於完骨；其支者，出缺盆，斜上出於頄。

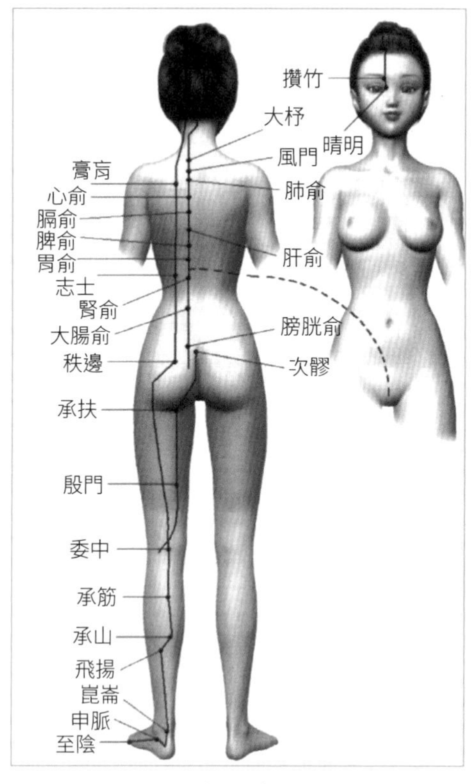

足太陽膀胱經

【主證】遺尿，小便不利，小腹脹滿，神態失常，各種臟腑病、五官病證，下肢後緣沿經酸楚、疼痛、麻木，項背、腰骶部疼痛，惡寒，發熱，後枕部頭痛。

【穴位歌訣】六十七穴足太陽，睛明目內紅肉藏，攢竹眉中與曲差，五處二寸上承光，通天絡卻下玉枕，天柱髮際大筋上，大杼風門肺厥陰，心俞督俞膈俞當，肝膽脾胃俱挨次，三焦腎氣海大腸，關元小腸到膀胱，中膂白環寸半量，上次中下四髎穴，一空二空骶孔藏，會陰尾骨外邊取，附分背脊第二行，魄戶膏肓神堂寓，譩譆膈關魂門當，陽綱意捨胃倉隨，肓門志寶連胞肓，二十一椎秩邊是，承扶臀股紋中央，殷門浮郄委陽主，委中合陽承筋量，承山飛陽跗陽繼，崑崙僕參申脈當，金門京骨束骨跟，通谷至陰小趾旁。（足太陽膀胱經絡「三維隧道」數字37）

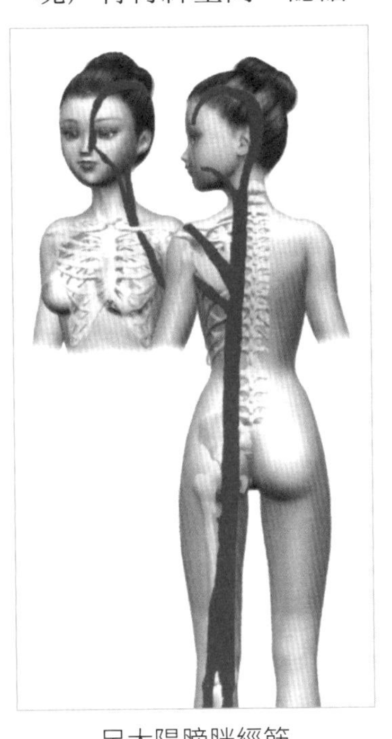

足太陽膀胱經筋

【病變區域】小腿後側筋結區、膕窩內外側筋結區、大腿後側筋結區、髀區筋結區、華佗夾脊筋結區、頸側筋區、腋側筋結區、鼻旁及目上網筋結區。

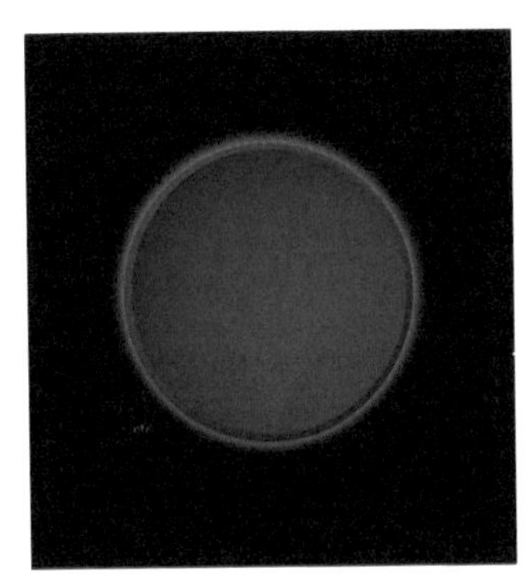

膀胱會意圖

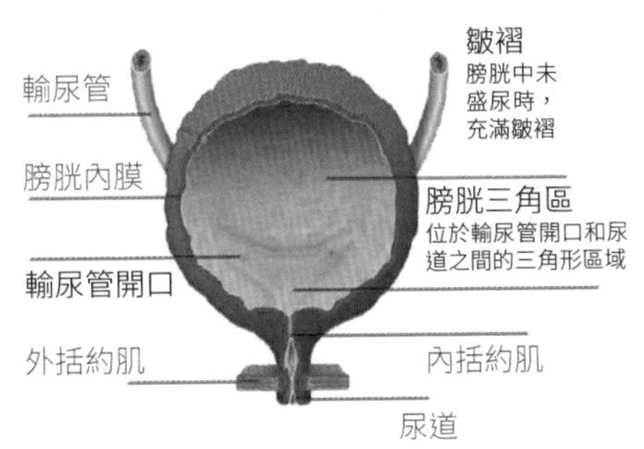

膀胱解剖圖

（八）足少陰腎經筋

（四維經筋數字58，矛盾原理——志）

【循行】起於小指之下，並足太陰之筋斜走內踝之下，結於踵，與太陽之筋合而上，結於內輔之下，並太陰之筋而上循陰股，結於陰器，循脊內挾膂，上至項，結於枕骨，與足太陽之筋合。

【主證】遺尿，小便不利，遺精，陽痿，月經不調，男子不育，女子不孕，咯血，失眠，多夢，下肢內側後緣沿經酸楚、疼痛、麻木，腰痛。足心熱，咽於喉燥，近視，視物昏花，耳鳴，耳聾。

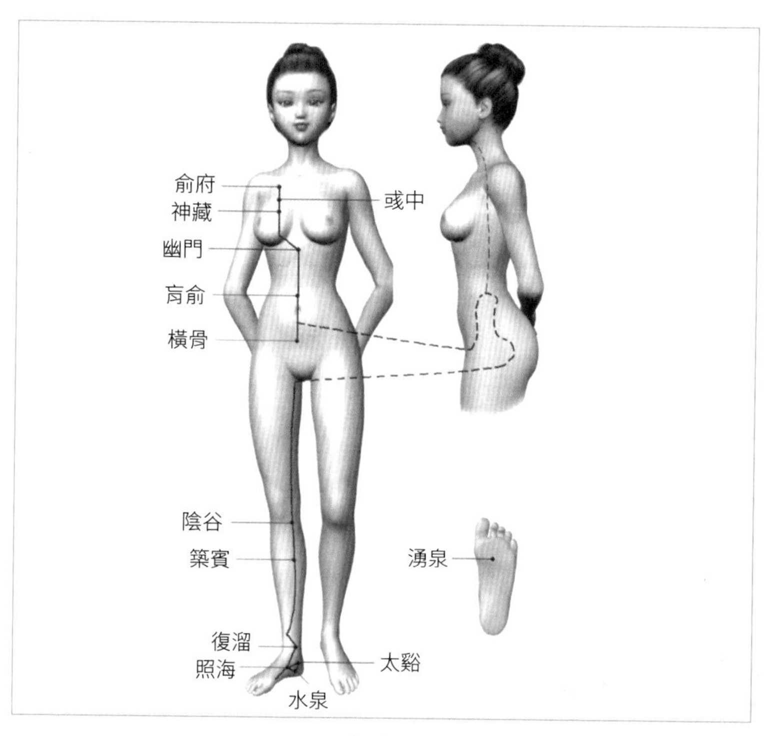

足少陰腎經

【穴位歌訣】少陰腎經二十七，湧泉然谷與太谿，大鐘水泉通照海，復溜交信築賓抵，陰谷膝內附骨後，以上從足走至膝。橫骨大赫連氣穴，四滿中注肓俞臍，商曲石關陰都密，通谷幽門一寸取，步廊神封膺靈墟，神藏彧中俞府畢。（足少陰腎經絡「三維隧道」數字26）

【病變區域】枕筋結區、腰椎旁筋結區、陰部肌筋結區、大腿內側肌筋結區。內側膝周盡筋結區、小腿內側筋結區、足踝後及足跟筋結區、足踝前內側筋結區、足底中部掌心筋結區。

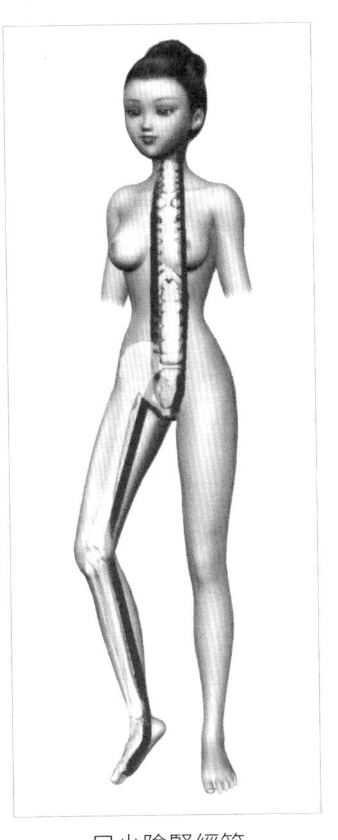

足少陰腎經筋

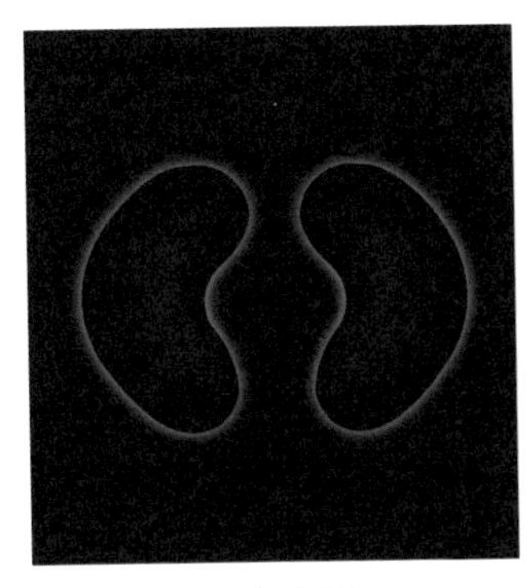

腎會意圖

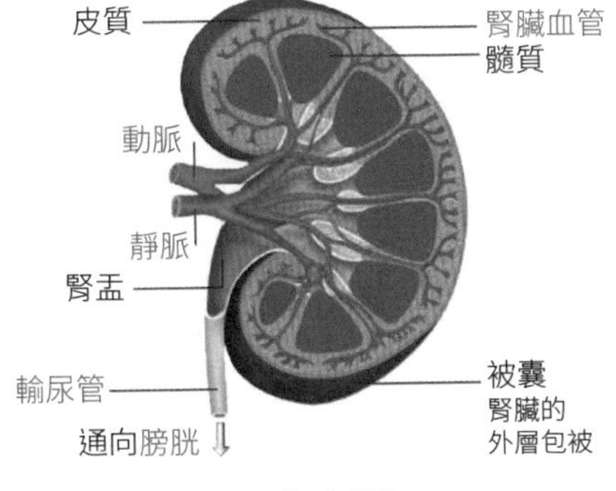

腎解剖圖

（九）手厥陰心包經筋

（四維經筋數字 53，閉闔原理——靈）

【循行】起於中指，與太陰之筋並行，結於肘內廉，上臂陰，結腋下嵎，下散前後挾脅；其支者，入腋，散胸中，結於臂。

【主證】沿上肢內側正中酸楚、疼痛、麻木外，其餘均同手少明心經證治。

【穴位歌訣】九穴心包手厥陰，天池天泉曲澤深，郄門間使內關對，大陵勞宮中衝尋。（手厥陰心包經絡「三維隧道」數字 50）

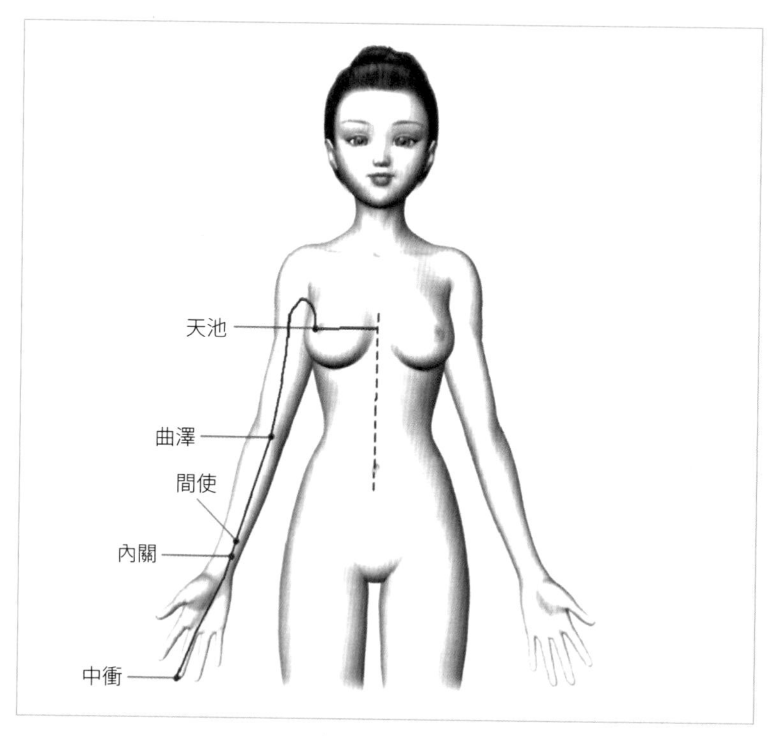

手厥陰心包經

【病變區域】兩側前胸筋結區、脅下筋結區、腋下筋結區、上臂內側筋結區、肘部前側肘關節前後盡筋區，前臂前側正中筋結區、腕部前側正中筋結區、掌中筋結區、中指各節筋結區及中指末端筋結區。

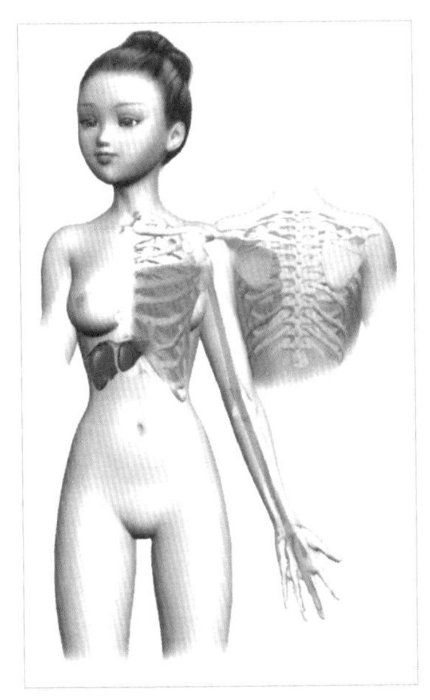

手厥陰心包經筋

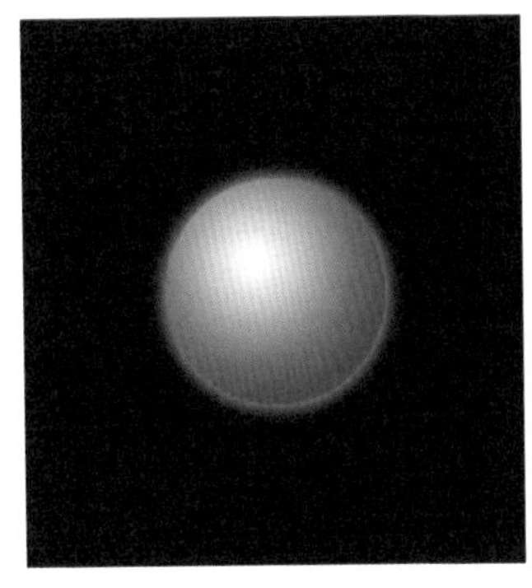

心包會意圖

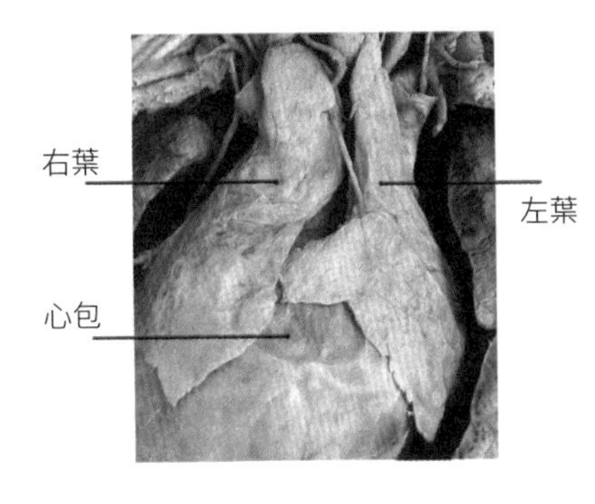

心包標本圖

（十）手少陽三焦經筋

（四維經筋數字 43，開放原理——穴）

【循行】起於小指次指之端，結於腕，中循臂，結於肘，上繞臑外廉，上肩走頸，合手太陽；其支者，當曲頰入系舌本；其支者，上曲牙，循耳前，屬目外眥，上乘頷，結於角。

【主證】上肢外側正中沿經酸楚、疼痛，麻木，肩、頸、耳後疼痛，耳鳴，耳聾，偏頭痛，咽喉疼痛，腹脹，水腫，遺尿，小便不利。

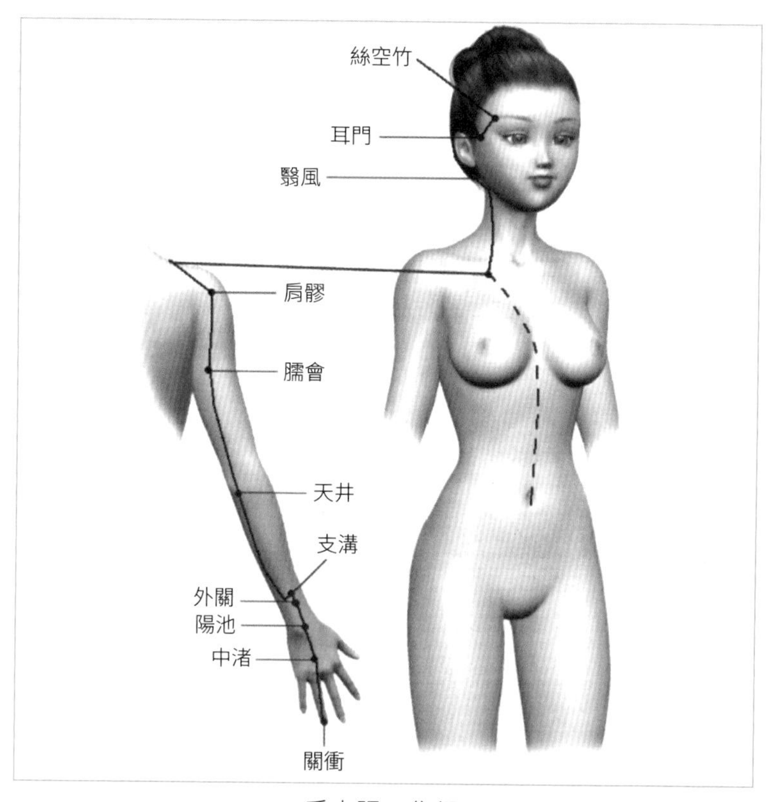

手少陽三焦經

【穴位歌訣】二十三穴手少陽，關衝液門中渚旁，陽池外關支溝正，會宗三陽四瀆長，天井清冷淵消濼，臑會肩髎天髎堂，天牖翳風瘈脈青，顱息角孫耳門當，禾髎耳前髮際邊，絲竹空在眉外藏。（手少陽三焦經絡「三維隧道」數字 13）

【病變區域】額外側角及外眥之筋區，面頰筋區，頸側筋區，肩部筋區，上臂外側筋區，肘外側經筋區、前臂外側筋區，腕背正中經筋區，次指微筋區。

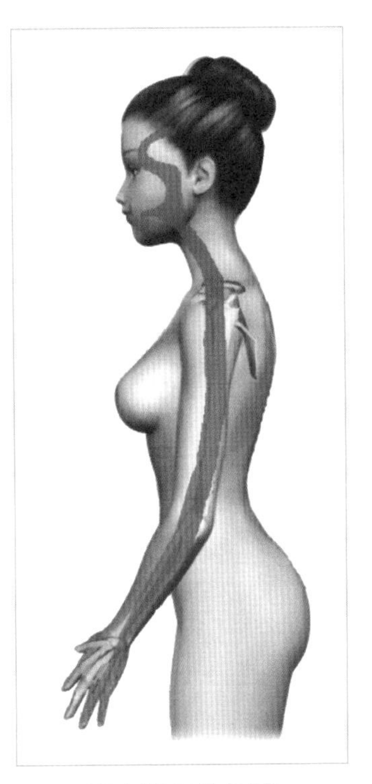

手少陽三焦經筋

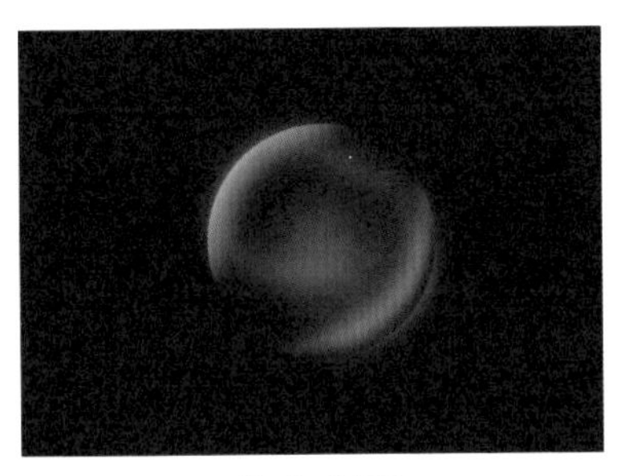

三焦會意圖 1

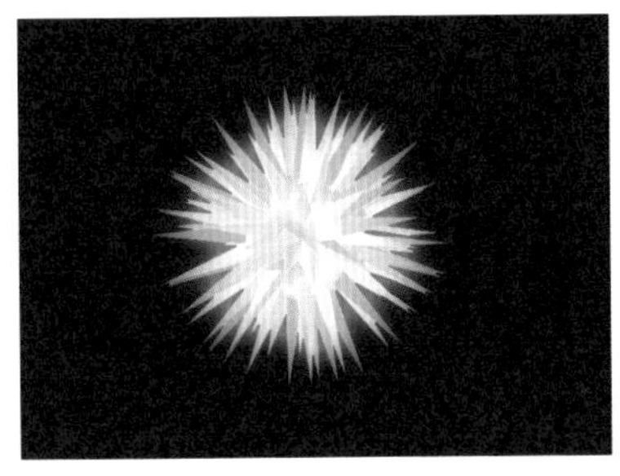

三焦會意圖 2

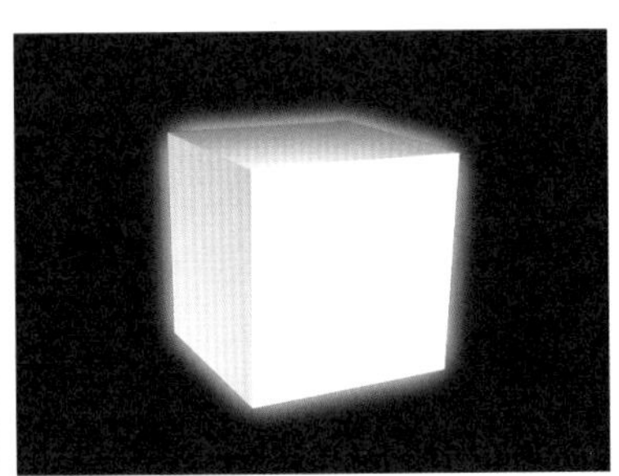

三焦會意圖 3

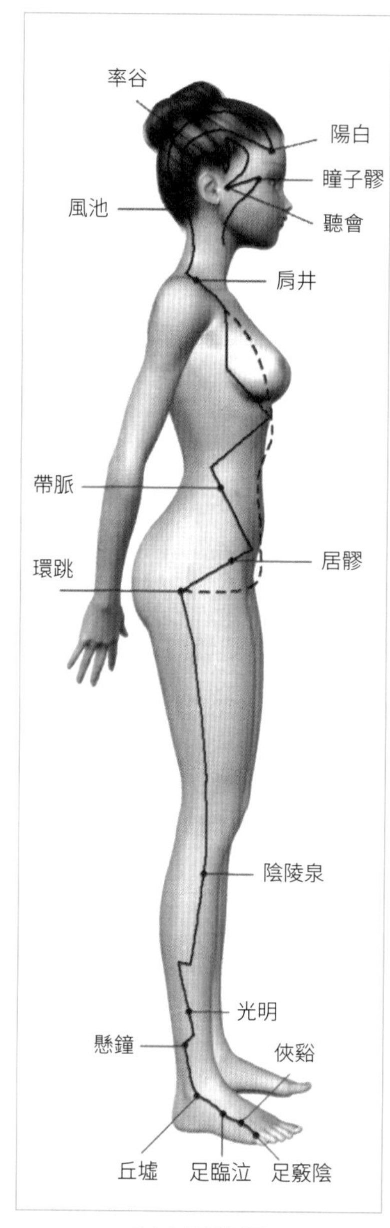

足少陽膽經

(十一)足少陽膽經筋

(四維經筋數字39,聚合原理——斷)

【循行】起於小趾次趾,上結外踝,上循脛外廉,結於膝外廉;其支者,別起外輔骨,上走髀,前者結於伏兔之上,後者結於尻;其直者,上乘胕季脅,上走腋前廉,繫於膺乳,結於缺盆;支者,上出腋,貫缺盆,出太陽之前,循耳後,上額角,交巔上,下走頷,上結於頄;支者,結於目眥為外維。

【主證】黃疸,口苦,目黃,身黃,尿黃,驚恐,失眠,下肢外側正中沿經酸楚、疼痛、麻木,脅肋疼痛,偏頭痛,目疾,耳鳴,耳聾。

【穴位歌訣】足少陽起瞳子髎,四十四穴行召召,聽會上關頷厭集,懸顱懸釐曲鬢翅,率谷天衝浮白次,竅陰完骨本神交,陽白臨泣目窗營,正營承靈腦空朝,風池肩井與淵腋，輒筋日月京門標，帶脈五樞維道連，居髎環跳風市到，中瀆陽關陽陵泉，陽交外丘光明照，陽輔懸鐘丘墟外，臨泣當在足背找。（足少陽膽經絡「三維隧道」數字19）

【病變區域】側頭筋結區、鼻旁及目筋結區、腋脅筋結區、臀骶筋結區、大腿外側筋結區、膝筋區外側筋結區、腓側筋筋結區、踝筋區及足掌外側筋結區。

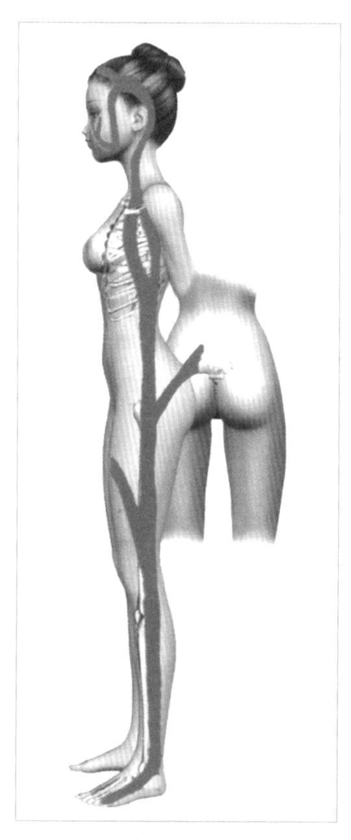

足少陽膽經筋

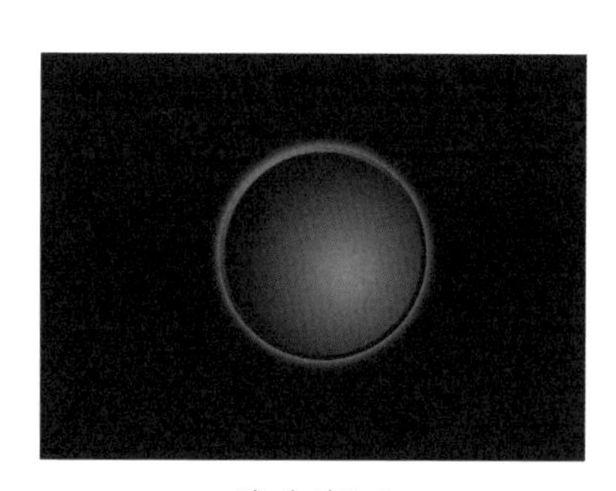

膽會意圖

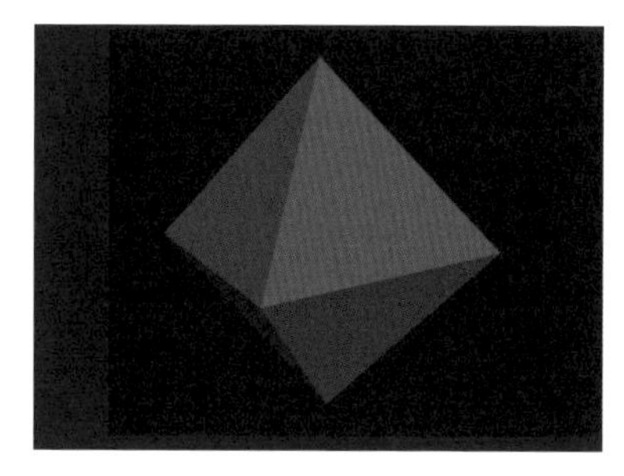

膽木

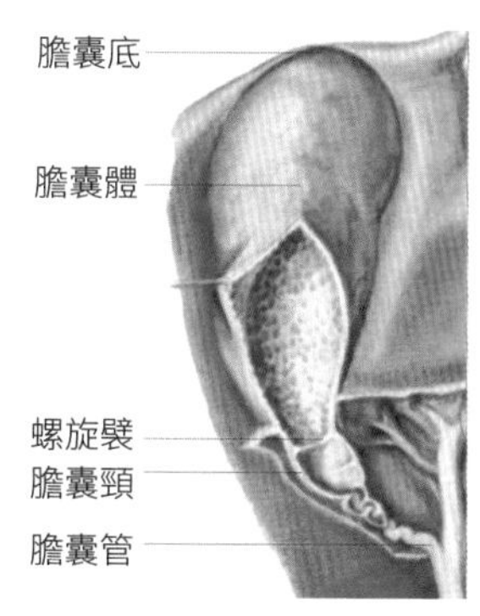

膽解剖圖

（十二）足厥陰肝經筋

（四維經筋數字 57，移動原理——魂）

【循行】起於大趾之上，上結於內踝之前，上循脛，上結內輔之下，上循陰股，結於陰器，絡諸筋。

【主證】脅肋脹痛，黃疸，口苦，食慾減退、嘔逆，心煩易怒，下肢內側正中酸楚、疼痛、麻木，疝氣，面癱，頭暈目眩，頭頂痛，近視，夜盲。視物昏花，目赤腫痛。

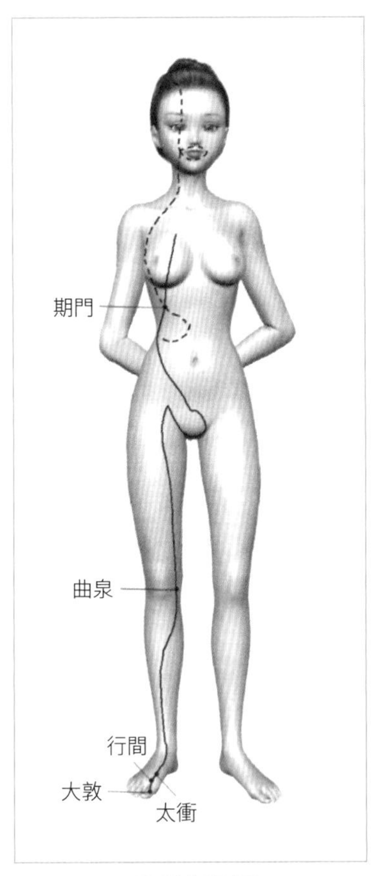

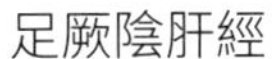
足厥陰肝經

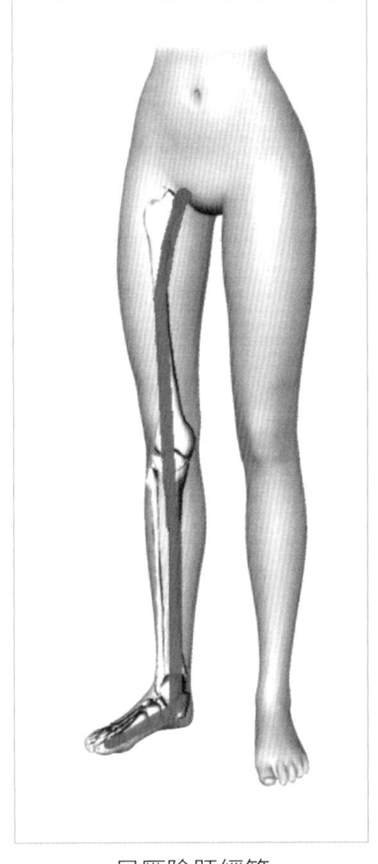
足厥陰肝經筋

【穴位歌訣】一十四穴足厥陰，大敦行間太衝尋，中封蠡溝中都近，膝關曲泉陰包臨，五里陰廉急脈尋，章門仰望見期門。（足厥陰肝經絡「三維隧道」數字 44）

【病變區域】大趾內上側筋結區、足掌內上側筋結區、內踝內側筋結區、小腿內上側筋結區、脛內踝筋結區、大腿內下側筋結區、陰部筋結區。

【註】根據《黃帝內經》五運六氣的論述可以確定：人體最內層的脾臟蛋球體（類似蛋白質狀物質）和胃腑（正十二面體內部暗含正二十面體大腸之氣），蛋白狀物質就是生命的最基本單位。經絡的實質就是以蛋白質作為基本單位的生命網絡系統。可以調整人體蛋白含量，對人體健康進行調節。蛋白質是人類和其他動物的主要食物成分，高蛋白膳食是人民生活水準提高的重要標誌之一。

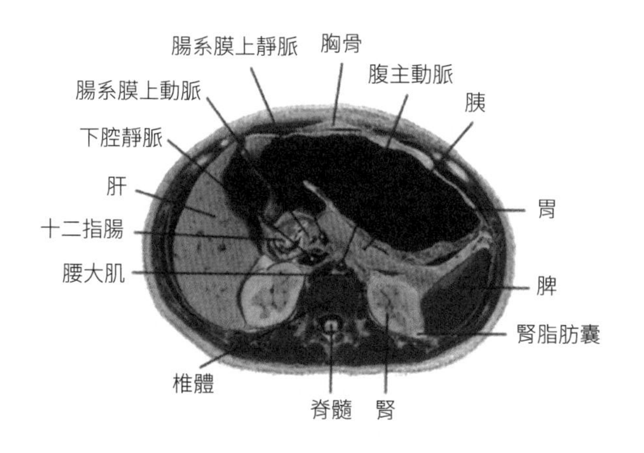

肝解剖圖

蛋白質是生物體內普遍存在的一種主要由氨基酸組成的生物大分子。它與核酸同為生物體最基本的物質，擔負著生命活動過程的各種極其重要的功能。蛋白質的基本結構單元是氨基酸，在蛋白質中出現的氨基酸共有 20 種。除甘氨酸外，它們的立體結構都是 L 形的。

蛋白質根據分子形態可以分為球狀蛋白質（球體屬陰）和纖維狀蛋白質（線形屬陽）；蛋白酶具有催化功能、運動功能（細菌運動、肌肉收縮都是由蛋白質實現），運輸功能（氧氣、二氧化碳的運送），機械支持、保護功能、免疫防禦功能等。另外有一種「生命小體」物質，是由最基本的元素組成的，它是許多蛋白的嚮導和眼睛。「生命小體」存在所有動物、植物和人體的體液中（包括血液、細胞內液、組織間液、淋巴液等），通常有三種正常狀態。一旦正常的「生命小體」的形態、數量或活性減低，就有 13 種奇異形態樣的顆粒出現，包括桿狀菌樣、絲狀菌樣、霉菌樣等多種形態。大量科學實驗證實，「生命小體」的異常是導致疾病的根源。

【註】蛋白質作為生命活動中有重要作用的生物大分子，與一切揭開生命奧秘的重大研究課題都有密切的關係。

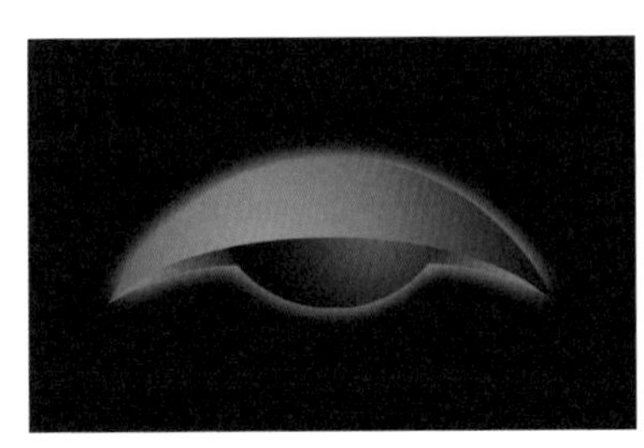

肝會意圖

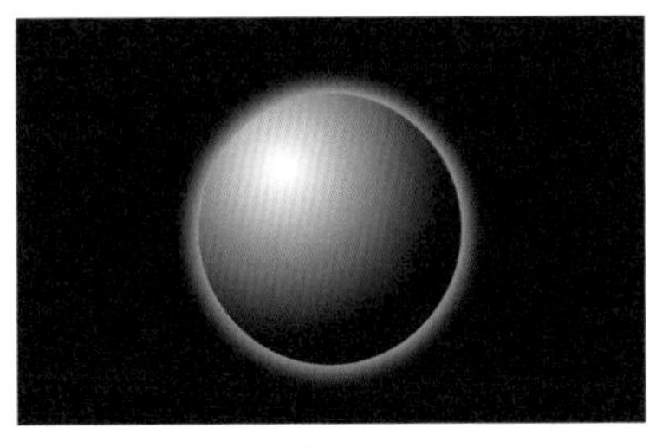

木肝

二、奇經八脈

（一）任脈經筋

（虛有四維經筋數字 30，再生原理——陰脈之海）

【循行】任脈者，起於中極之下，以上毛際，循腹裡，上關元、至咽喉。《難經 • 二十八難》

【主證】痔疾、泄瀉、痢疾、瘧疾、咳嗽、吐血、溺血、牙痛、咽腫、小便不利、胸脘腹部疼痛、噎嗝、產後中風，腰痛，死胎不下，臍腹寒冷，膈中寒，乳痛、血疾等。《素問 • 骨空論》：「任脈為病，男子內結七疝，女子帶下瘕聚。」

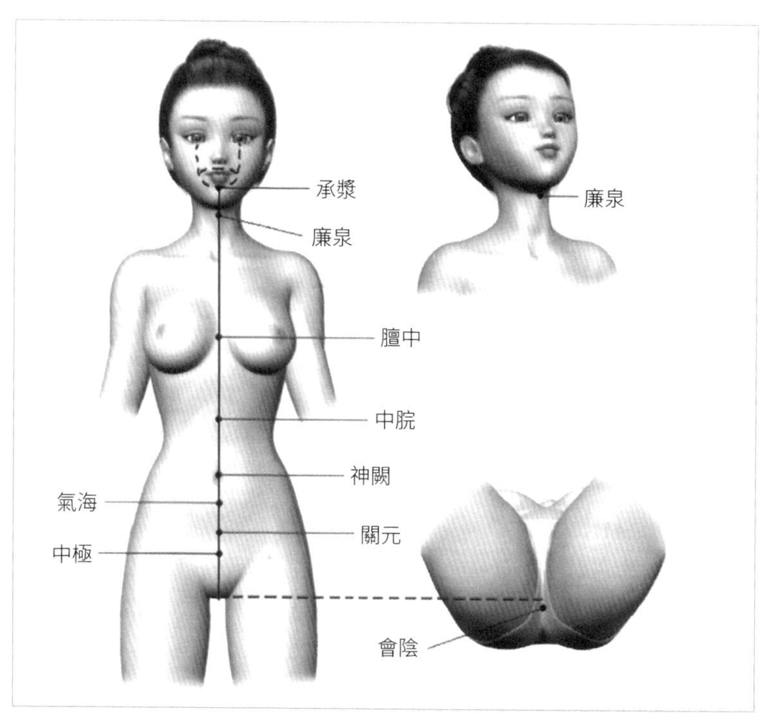

任脈

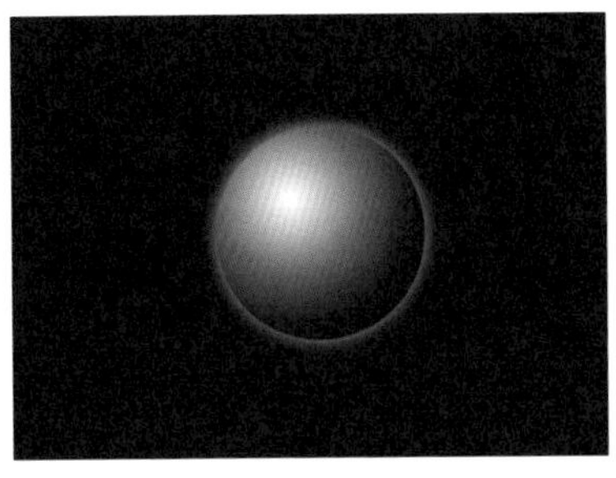
任脈會意圖

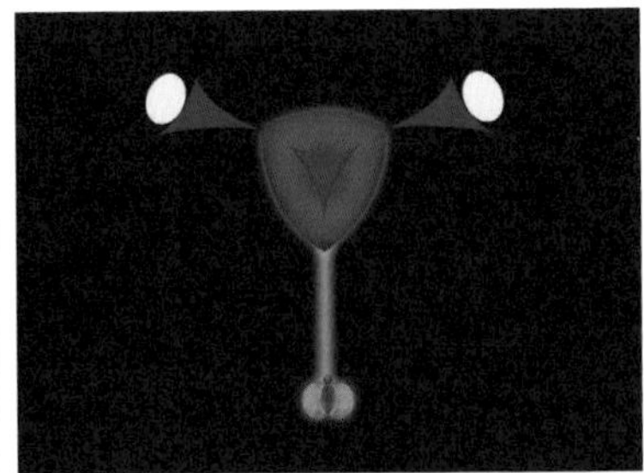
子宮會意圖

【穴位歌訣】任脈二四起會陰，曲骨中極關元升，石門氣海陰交並，神闕水分下脘臨，建里中脘連上脘，巨闕鳩尾劍突任，中庭膻中連玉堂，紫宮華蓋璇璣門，天突廉泉喉結上，唇下苑窩承漿尋。（任脈經絡「三維隧道」數字 28）

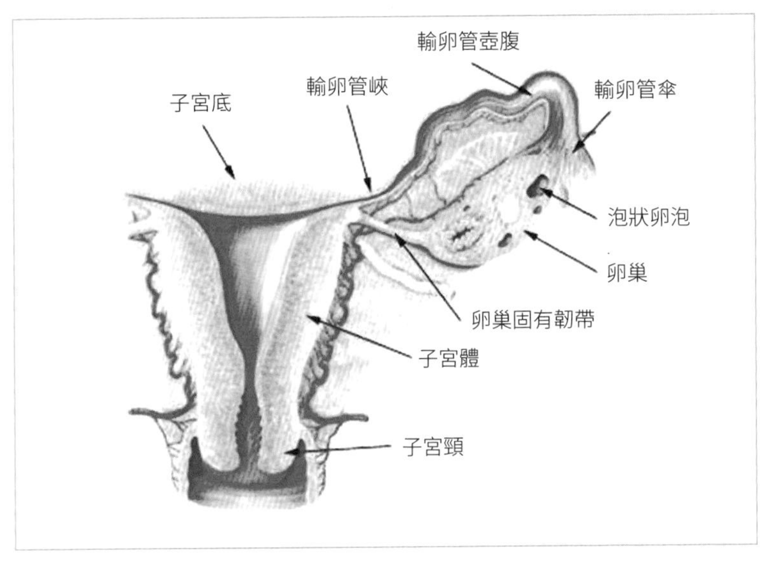

子宮解剖圖

（二）督脈經筋

（實有四維經筋數 51，控制原理——陽脈之海）

【循行】督脈起自下極腧，併於脊裡上風府，過腦額鼻入齦交，為陽脈海都綱要。

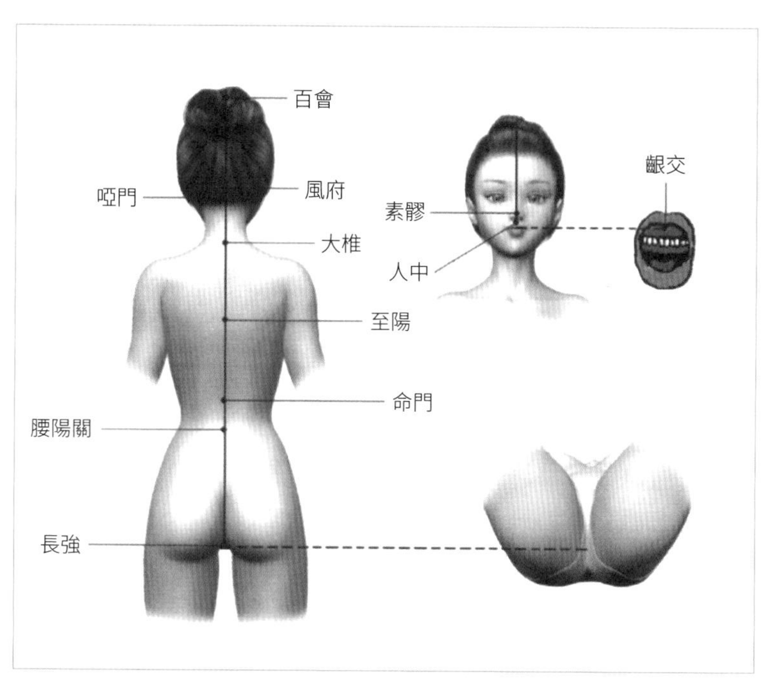

督脈

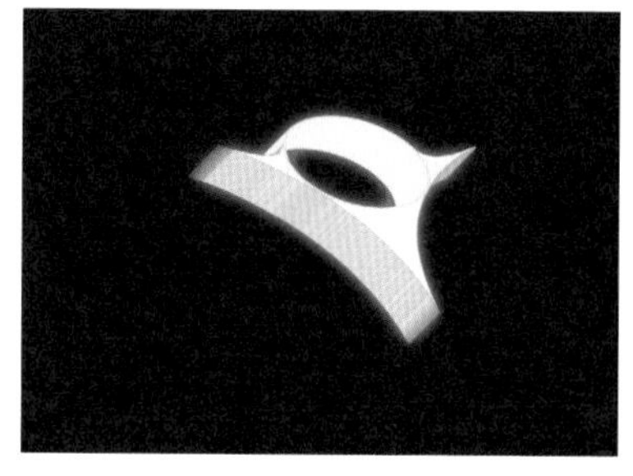

督脈會意圖 1

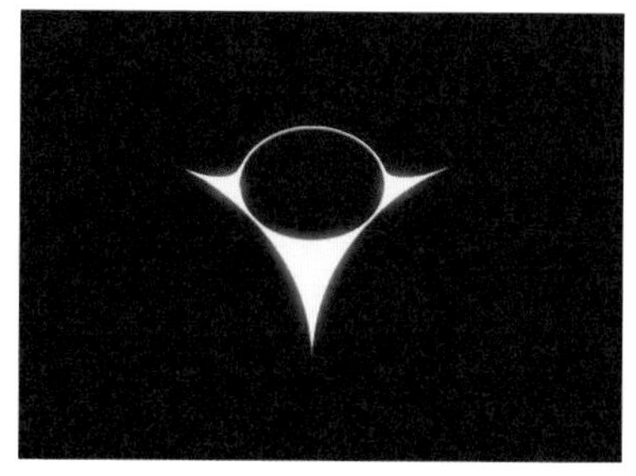

督脈會意圖 2

【主證】手足拘攣、震顫、抽搐、中風不語，癇疾、癲狂、頭部疼痛，目赤腫痛流淚，腿膝腰背疼痛，頸項強直，傷寒，咽喉牙齒腫痛，手足麻木，破傷風，盜汗等。《素問•骨空論》：「督脈為病，脊強反折。」

【穴位歌訣】督脈中行二十八，長強腰腧陽關達，命門懸樞脊中穴，中樞筋縮至陽發，靈台神道身柱位，陶道大椎頸七下，啞門風府連腦戶，強間後頂百會查，前頂囟會連上星，神庭素髎人中軋，兌端唇上尖端藏，齦交齒縫連著牙。（督脈經絡「三維隧道」數字 49）

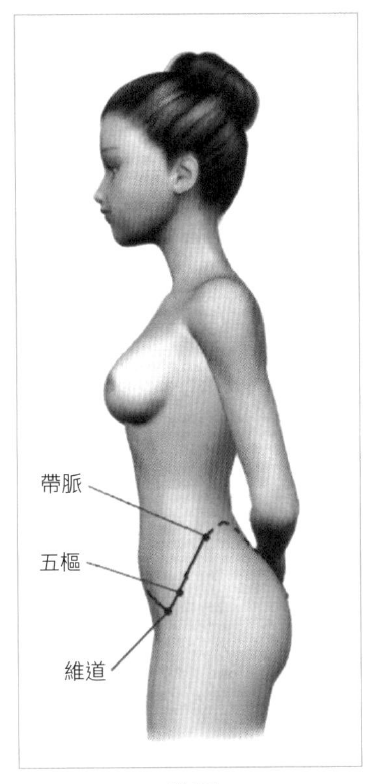

帶脈

（三）帶脈經筋

（虛有四維經筋數字 45，全息原理——二十四經脈之束）

【循行】帶脈周回季脅間，會於維道足少陽。（帶脈經絡「三維隧道」數字 35）

【主證】中風手足不舉、肢體麻木拘攣，發熱，頭風痛，項腫連腮，眼目赤痛，齒痛、咽腫、頭旋，耳聾，皮膚瘙癢，筋脈牽引不舒、腿痛、脅肋疼痛等。《難經•二十九難》：「帶之為病，腹滿，腰溶溶若坐水中。」

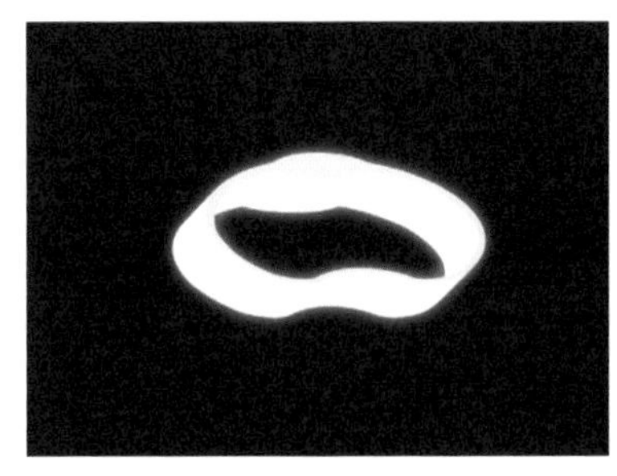

帶脈會意圖

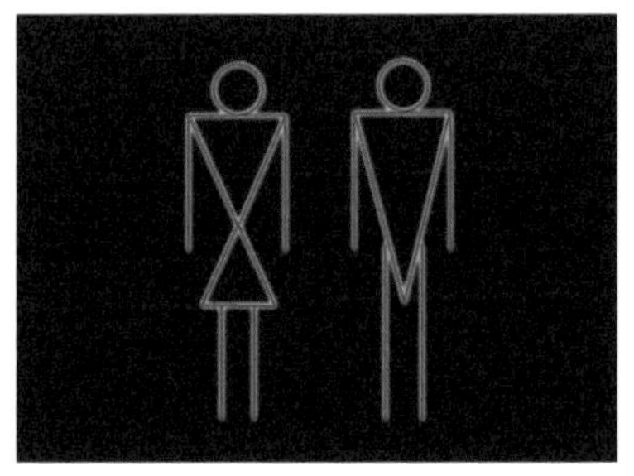

男女有別示意圖

（四）衝脈

（平衡原理——十二經脈之海）

【循行】衝脈出胞循脊中，從腹會咽絡口唇，女人成經為血室，脈並少陰之腎經。與任督本於陰會，三脈並起而異行。（衝脈經絡「三維隧道」數字 14）

【主證】心（胃）痛，胸脘滿悶，結胸、反胃、酒食積聚，腸鳴、水氣，泄瀉、噎嗝症，氣急、脅脹、臍腹痛，腸風便血，瘧疾，胎衣不下，血崩昏迷等。《素問•骨空論》：「衝脈為病，逆氣裡急。」

夫衝脈者，五臟六腑之海也，五臟六腑皆稟焉。（《靈樞・逆順肥瘦》）

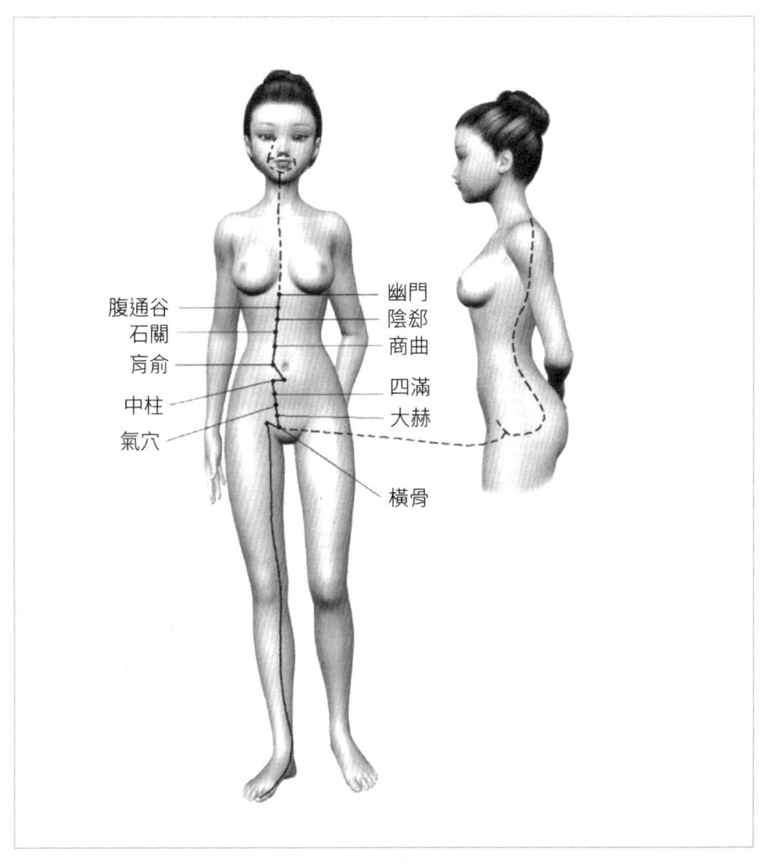

衝脈

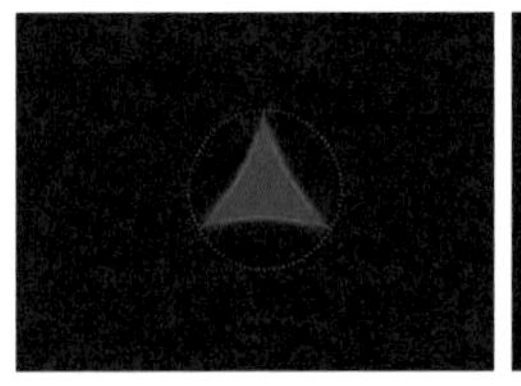

衝脈會意圖

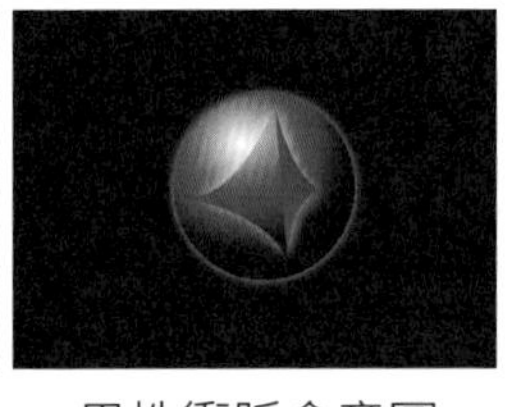

男性衝脈會意圖

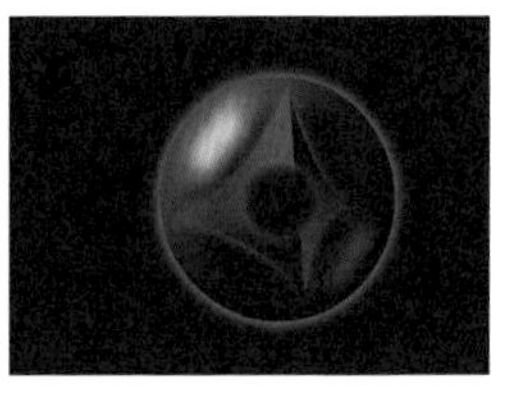

女性衝脈會意圖

（五）陰蹻脈

（相對原理——雌性之元）

【循行】陰蹻起自足後跟中，循內踝上入咽喉。（陰蹻脈經絡「三維隧道」數字56）

【主證】咽喉氣塞、小便淋瀝，膀胱氣痛，腸鳴、腸風下血，黃疸、吐瀉、反胃，大便艱難，難產昏迷，腹中積塊，胸膈噯氣，梅核氣等。《難經．二十九難》：「陰蹻為病，陽緩而陰急。」

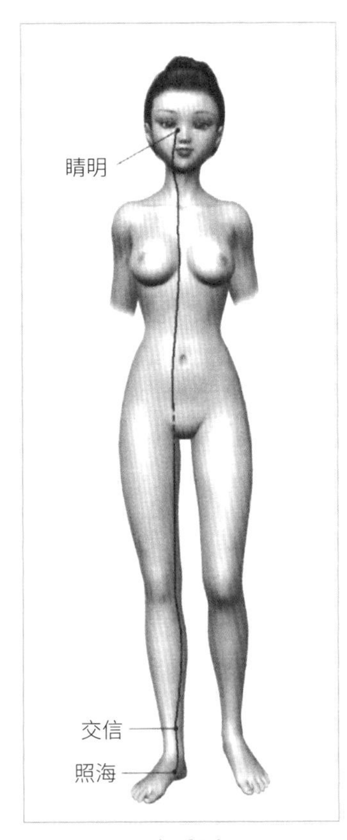

陰蹻脈

陰蹻脈會意圖 1

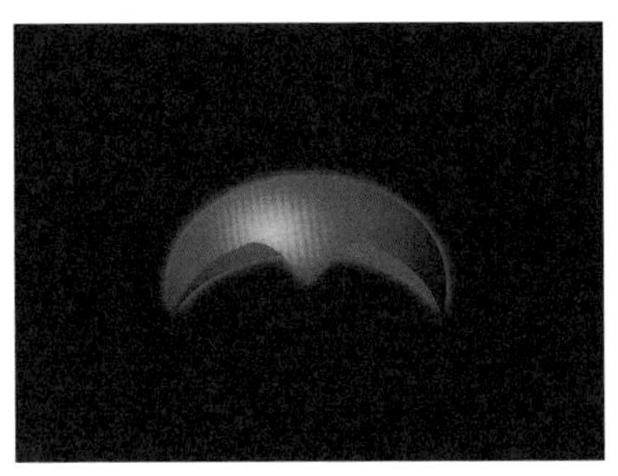

陰蹻脈會意圖 2

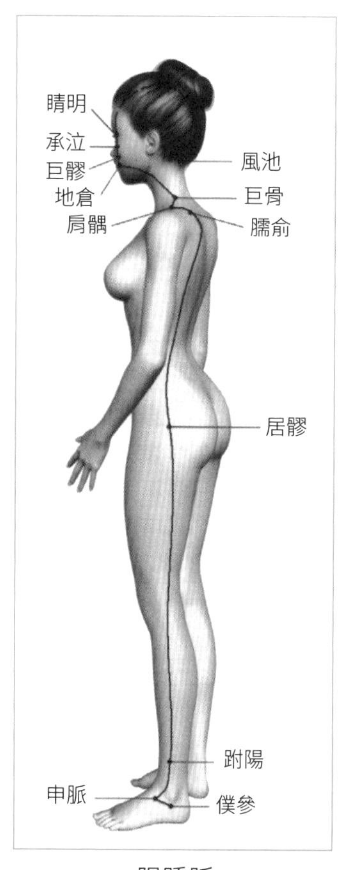

陽蹻脈

（六）陽蹻脈

（絕對原理——雄性之本）

【循行】陽蹻起自足跟裡，循外踝上入風池。（陽蹻脈經絡「三維隧道」數字 07）

【主證】腰背強直，癲癇，骨節疼痛，遍身腫，滿頭出汗等。《難經•二十九難》：「陽蹻為病，陰緩而陽急。」

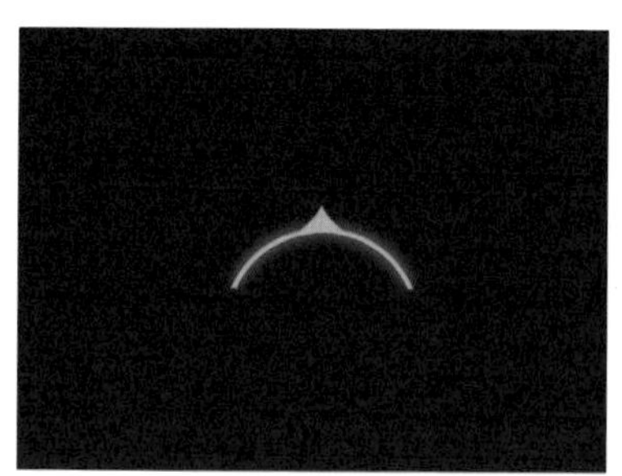

陽蹻脈會意圖 1

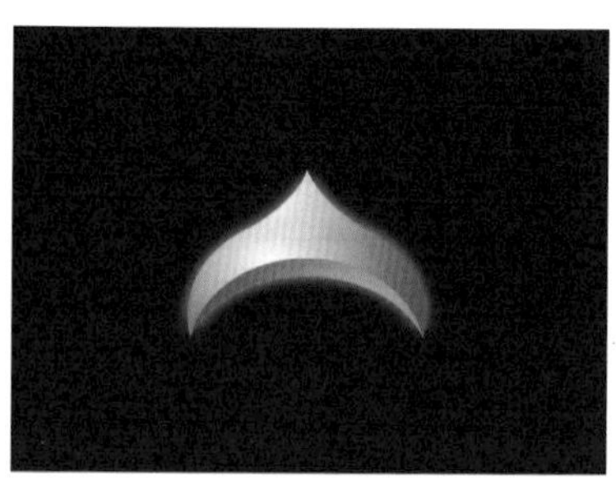

陽蹻脈會意圖 2

（七）陰維脈

（對稱原理——陰脈之源）

【循行】諸陰交起陰維脈，發足少陰築賓郄。（陰維脈經絡「三維隧道」數字42）陽維主一身之表，陰維主一身之裡。（李東璧《奇經八脈大旨》）

【主證】陰維脈發病，則出現心痛、胃痛、胸腹痛等裡證。「陰維為病苦心痛」。

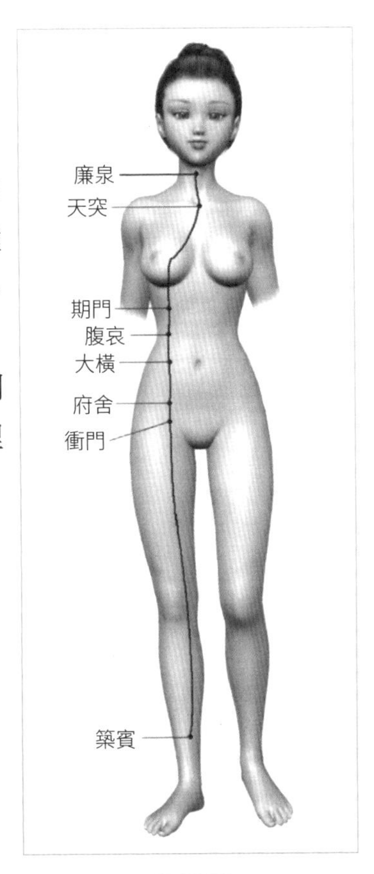

陰維脈

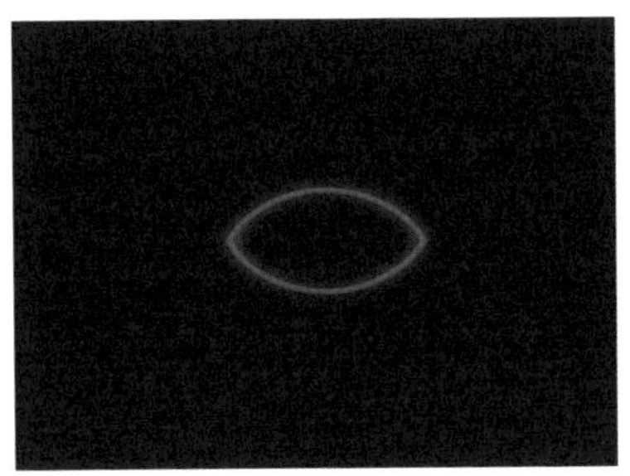

陰維脈會意圖 1

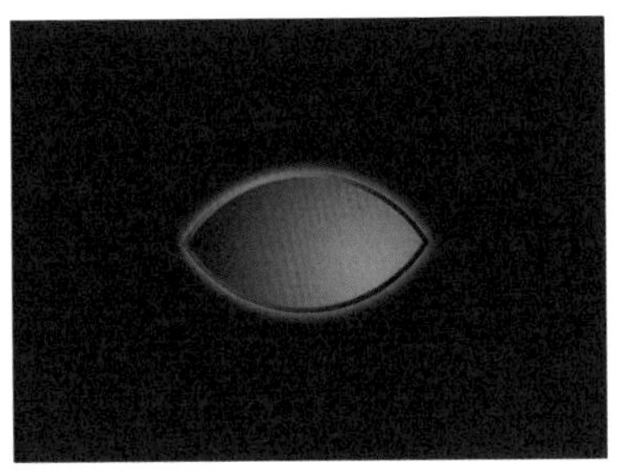

陰維脈會意圖 2

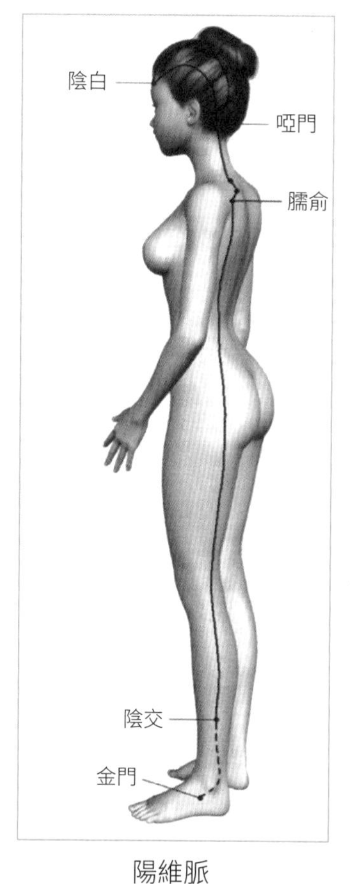

陽維脈

（八）陽維脈

（假借原理——陽脈之根）

【循行】諸陽會起陽維脈，太陽之郄金門穴。（陽維脈經絡「三維隧道」數字 21）

【主證】陽維脈發病，出現發冷、發熱、外感熱病等表證，所以《難經·二十九難》說：「陽維為病苦寒熱。」《素問·刺腰痛篇》有「陽維之脈令人腰痛，痛上怫然腫，刺陽維之脈」的記載。

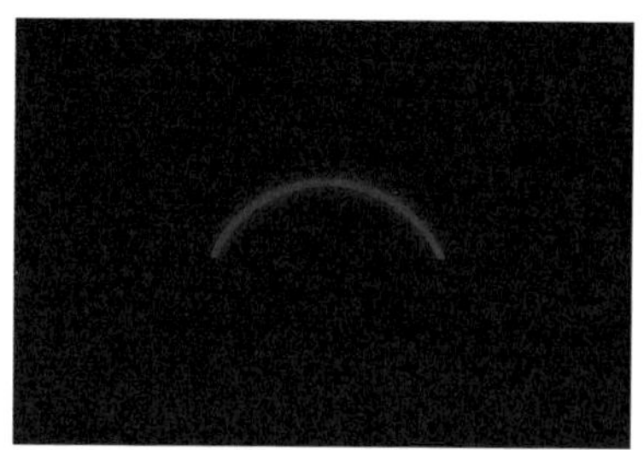

陽維脈會意圖 1

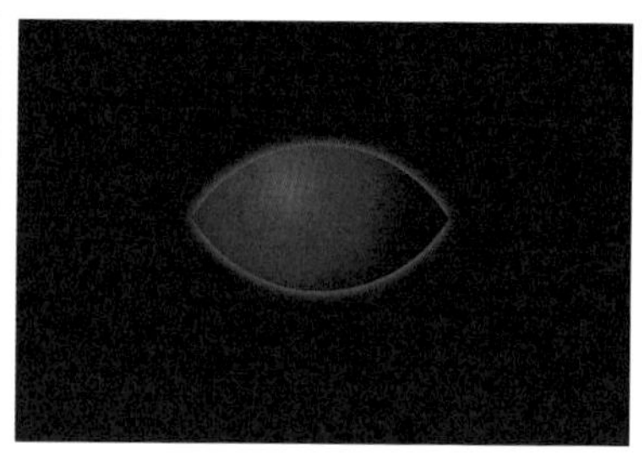

陽維脈會意圖 2

三、十五絡穴

（最容易產生「筋結」的中心區，重點捆紮的部位）

十五絡脈是經脈外部分支，起溝通表裡和滲灌氣血的作用。人體皮表和各個層次之間，會出現強制性（二維）分割面；而人體內外流動狀態的氣血，也必然和這個有形或無形的二維面交叉，其中的交叉點就是「絡穴」，也可以視為人體「動靜結合」的關鍵位置。

全身絡脈中，十五絡較大，絡脈中浮行於淺表部位的稱為「浮絡」。絡脈中最細小的分支稱為血絡、浮絡、孫絡，遍布全身，難以計數。

（一）太陰陽明環

(1) 手太陰之別，名曰列缺（二維 34 絡四維 29），別走陽明也；

(2) 手陽明之別，名曰偏歷（二維 17 絡四維 46），別入太陰；

(3) 足陽明之別，名曰豐隆（二維 03 絡四維 60），別走太陰；

(4) 足太陰之別，名曰公孫（二維 48 絡四維 15），別走陽明。

（二）少陰太陽環

(1) 手少陰之別，名曰通里（二維 40 絡四維 23），別走太陽也；

(2) 手太陽之別，名曰支正（二維 5 絡四維 58），內注少陰；

(3) 足太陽之別，名曰飛揚（二維 09 絡四維 54），別走少陰；

(4) 足少陰之別，名曰大鐘（二維 36 絡四維 27），別走太陽。

（三）厥陰少陽環

(1) 手心主之別，名曰內關（二維 20 絡四維 43），上繫於心；

(2) 手少陽之別，名曰外關（二維 10 絡四維 53），合心主；

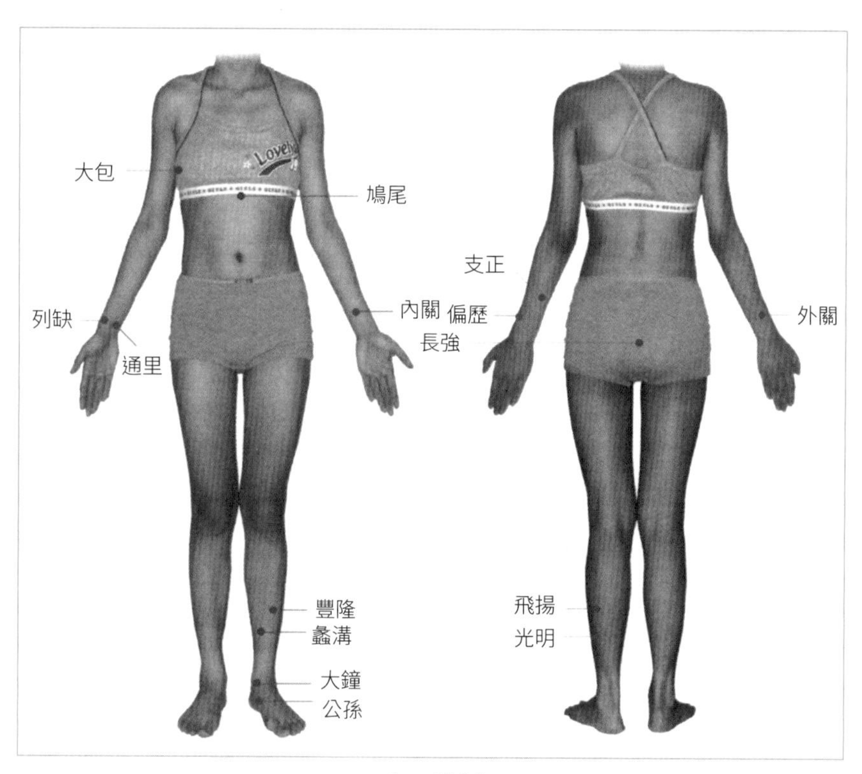

十五絡脈

(3) 足少陽之別，名曰光明（二維 06 絡四維 57），別走厥陰；

(4) 足厥陰之別，名曰蠡溝（二維 24 絡四維 39），別走少陽。

（四）衝任督帶環

(1) 督脈之別，名曰長強（二維 12 絡四維 51），別走太陽；

(2) 任脈之別，名曰屋翳，下鳩尾（二維 33 絡四維 30），散於腹；

(3) 脾之大絡，名曰大包（屬帶脈絡穴，二維 18 絡四維 45），布胸脅。

（五）陰陽蹻維環

胃之大絡，名曰虛里（屬陰維脈，一維 65 絡零維 00）最終歸於陰脈之海的任脈鳩尾穴，仍然為十五絡穴之一，同時也揭示了胃為「上有頂，下無底」、「水穀之海」的真實形象。

【註】「一維經脈」上下垂直縱行看不見，「二四維度聯絡之絡脈」內外表裡穿行摸不著，經絡「三維隧道」之形體清晰可見之於色，「四維經筋」構成人體巨大經筋「絲膜」網絡，表現為不同運動功能特性，表現出不同的聲音；「浮絡」二維平面分布與表面構成人體皮部的框架，結構細微、絲絲入扣的「孫絡」縱橫密布，但見周身皮膚紋路之中，構成分別人體不同能量的外衣。零維能量以點狀方式存在，密布於經絡系統之中。

四、十六郄穴

（內外表裡皆為虛，正看反看都相同）

十六郄穴是手足「四正八斜」關節所對應的孔隙之處，分別是密碼數字 0、12、18、30、33、45、51、63，正反皆

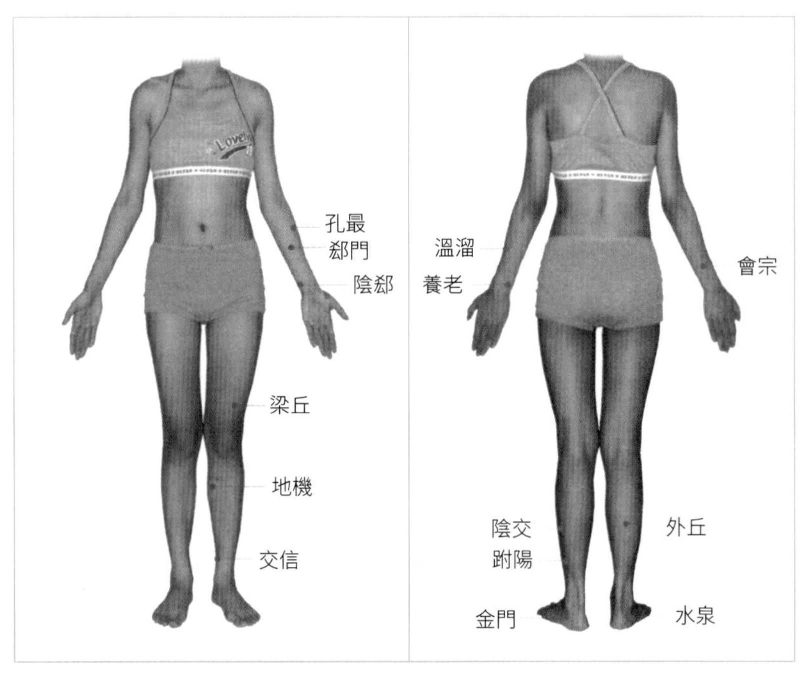

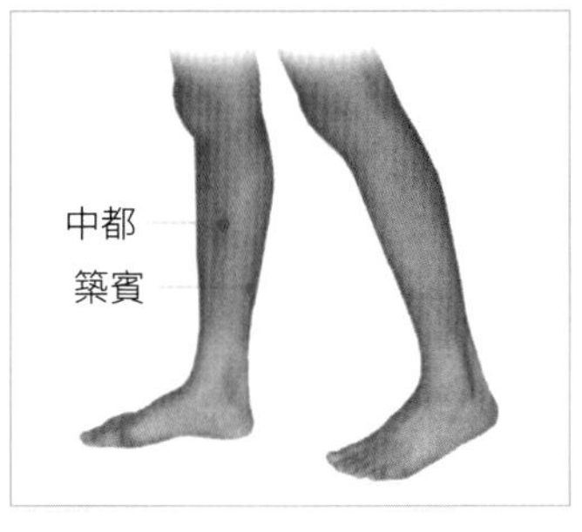

十六郄穴

同的結構模式。郄穴是經脈氣血深聚之處的腧穴，主要治療急症，中臟腑疾病，是捆筋治療重點施術部位。

（一）太陰陽明環

(1) 手太陰肺經—孔最（四維數字 30）

(2) 手陽明大腸經—溫留（四維數字 51）

(3) 足陽明胃經—梁丘（四維數字 51）

(4) 足太陰脾經—地機（四維數字 30）

（二）少陰太陽環

(1) 手少陰心經—陰郄（二維數字 18）

(2) 手太陽小腸經—養老（四維數字 45）

(3) 足太陽膀胱經—金門（四維數字 45）

(4) 足少陰腎經—水泉（二維數字 18）

（三）厥陰少陽環

(1) 手厥陰心包經—郄門（二維數字 12）

(2) 手少陽三焦經—會宗（二維數字 33）

(3) 足少陽膽經—外丘（二維數字 33）

(4) 足厥陰肝經—中都（二維數字 12）

（四）陰陽蹻維環

(1) 陰維脈—築賓（零維數字 00）

(2) 陽維脈—陽交（六維數字 63）

(3) 陽蹻脈—跗陽（六維數字 63）

(4) 陰蹻脈—交信（零維數字 00）

五、特定穴

（經絡之中特殊位置，暗合五臟六腑）

特定穴是指十四經中具有特殊治療作用的腧穴，包括五輸穴、原穴、下合穴等。

《黃帝內經》中總結了一定的經驗，如「治臟者治其輸，治腑者治其合。」「滎輸治外經，合治內腑。」總結最為全面的是《靈樞・順氣一日分為四時》：「黃帝曰：何謂藏主冬，時主夏，音主長夏，味主秋，色主春。願聞其故。岐伯曰：病在藏者，取之井；病變於色者，取之滎；病時間時甚者，取之輸；病變於音者，取之經；經滿而血者，病在胃；及以飲食不節得病者，取之於合，故命曰味主合。是謂五變也。」

《難經・六十八難》根據《黃帝內經》的經旨，又結合經脈的生理、病理特點，進一步總結出「井主心下滿，滎主身熱，輸主體重節痛，經主喘咳寒熱，合主逆氣而泄」的生病範圍。《靈樞・九針十二原》篇說：「五臟有疾也，應出十二原……十二原者，主治五臟六腑之有疾者也。」

說明捆紮原穴，可以和內調外，宣上導下，通達一身之原氣，調節臟腑的各種功能，促使陰陽平衡。總而言之，原穴對本臟腑、本經脈的急慢虛實證均有較好的調治作用。

（一）五輸穴之井穴

（維度數 00，暗合心包經，主要治療神志疾患）

(1) 六陰經：肺—少商，腎—湧泉，肝—大敦，心—少衝，脾—隱白，心包—中衝。

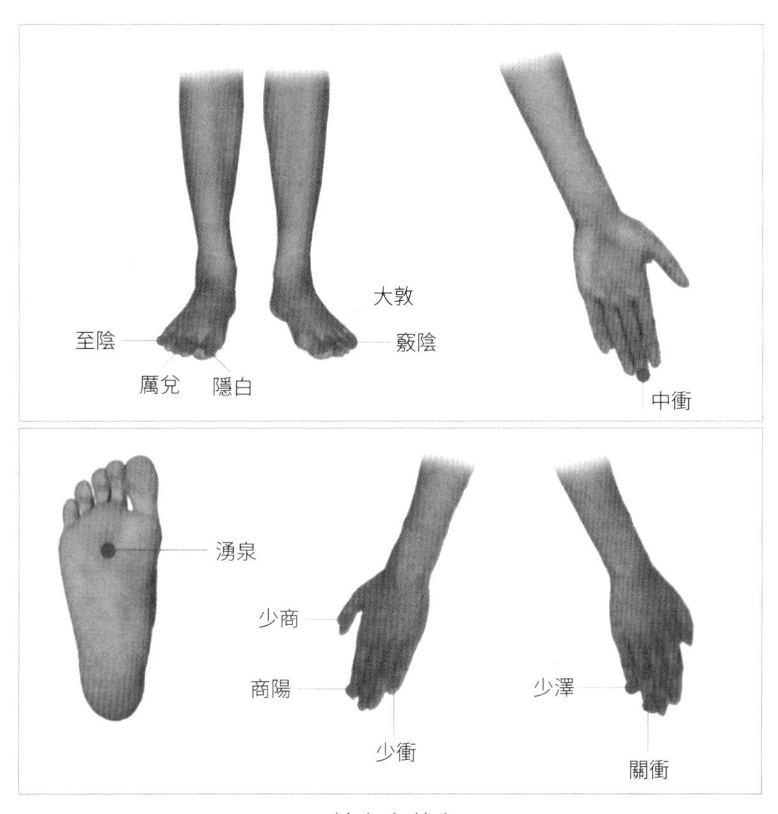

五輸穴之井穴

(2) 六陽經：大腸—商陽，膀胱—至陰，膽—竅陰，小腸—少澤，胃—厲兌，三焦—關衝。

（二）五輸穴之滎穴

（維度數 01，暗合心經，主要治療發熱性疾病）

(1) 六陰經：肺—魚際，腎—然谷，肝—行間，心—少府，脾—大都，心包—勞宮。

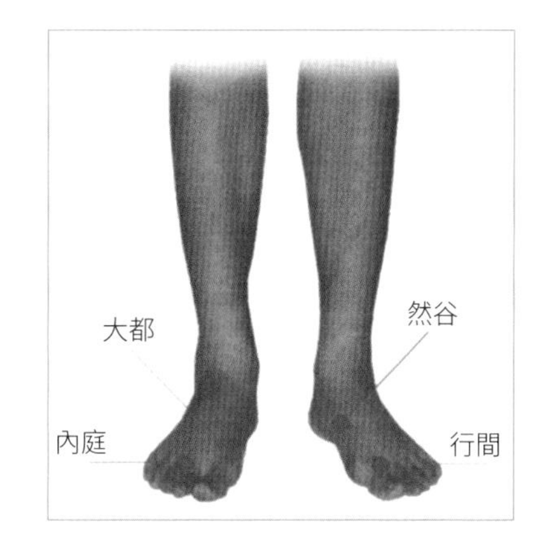

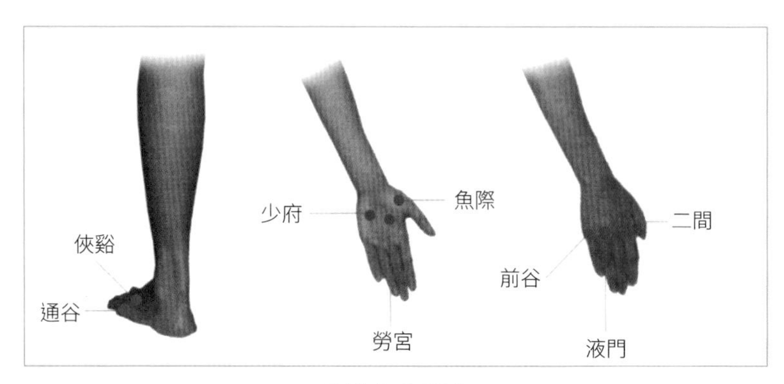

五輸穴之滎穴

(2) 六陽經：大腸—二間，膀胱—通谷，膽—俠谿，小腸—前谷，胃—內庭，三焦—液門。

（三）五輸穴之輸穴

（維度數 02，暗合腎經，主治運動開合類疾病）

(1) 六陰經：肺—太淵，腎—太谿，肝—太衝，心—神門，脾—太白，心包—大陵。

(2) 六陽經：大腸—三間，膀胱—束骨，膽—足臨泣，小腸—後谿，胃—陷谷，三焦—中渚。

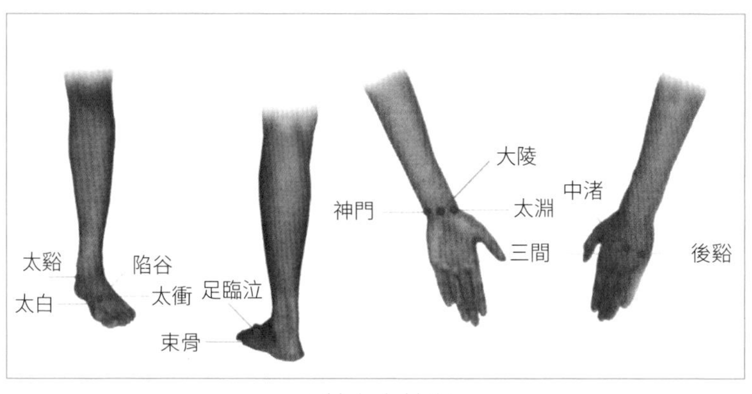

五輸穴之輸穴

（四）五輸穴之經穴

（維度數 04，暗合肝經，氣血流行、盛藏之地，可調節氣血循行等）

(1) 六陰經：肺一經渠，腎一復溜，肝一中封，心一靈道，脾一商丘，心包一間使。

(2) 六陽經：大腸一陽谿，膀胱一崑崙，膽一陽輔，小腸一陽谷，胃一解谿，三焦一支溝。

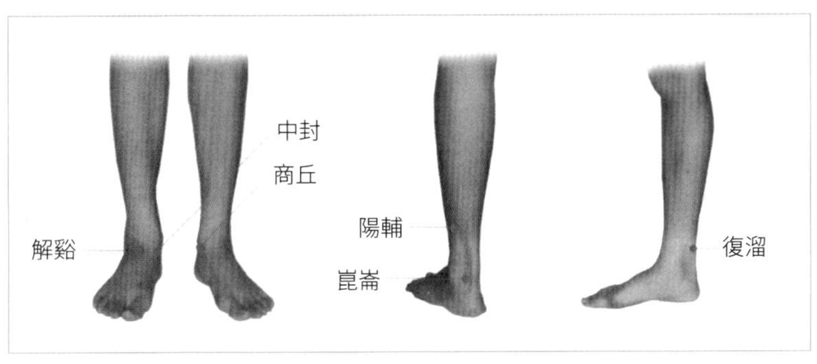

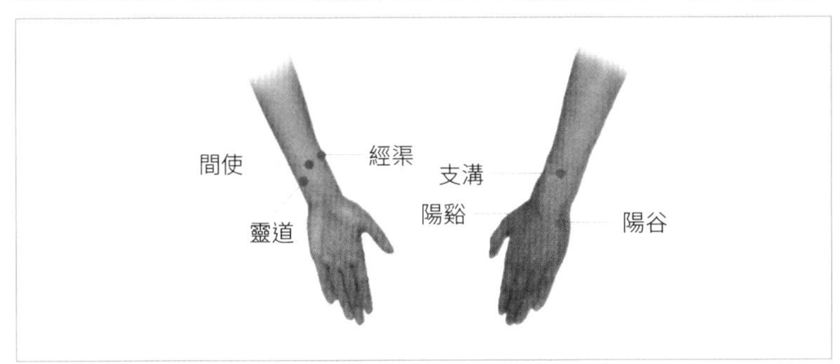

五輸穴之經穴

（五）十二原穴

（維度數 03，暗合肺經，臟腑元氣經過和留止之處，治療表裡之間的經脈和臟腑疾患）

(1) 六陰經：肺經一太淵，心經一神門，心包經一大陵，脾經一太白，腎經一太谿，肝經一太衝。

(2) 六陽經：大腸經—合谷，小腸經—腕骨，三焦經—陽池，胃經—衝陽，膀胱經—京骨，膽經—丘墟

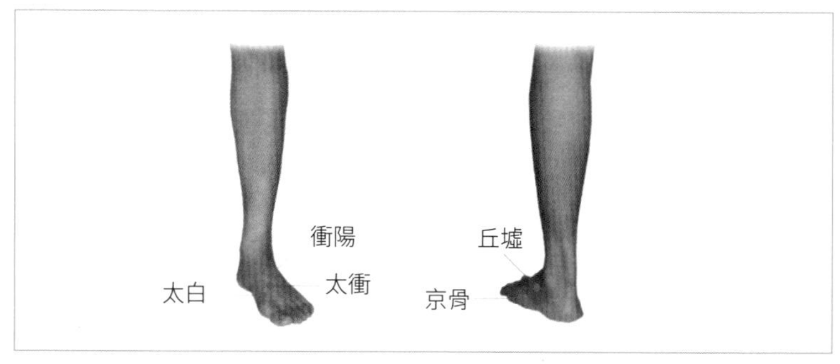

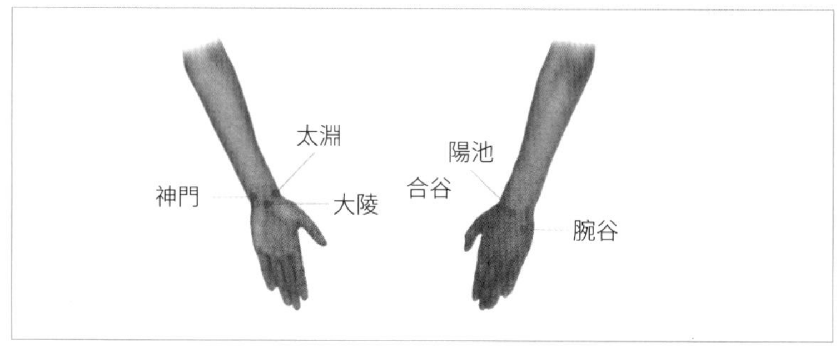

十二原穴

（六）五輸穴之合穴

（維度數 05，暗合脾經，脾胃或肌肉有病，可取合穴治療）

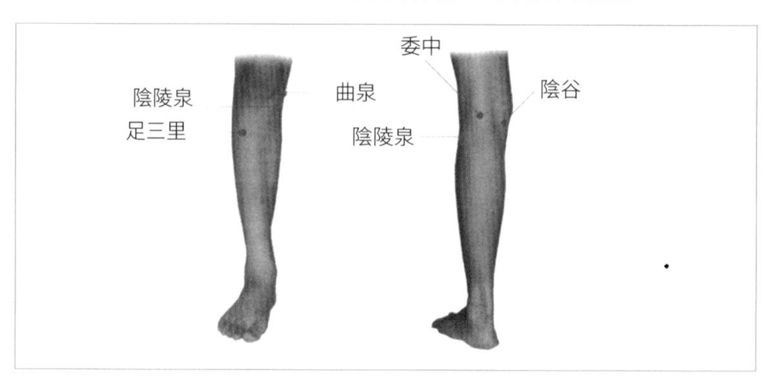

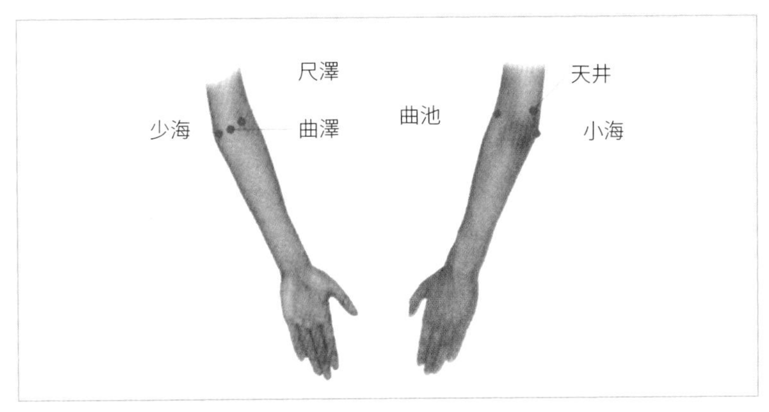

五輸穴之合穴

(1) 六陰經：肺—尺澤，腎—陰谷，肝—曲泉、心—少海，脾—陰陵泉，心包—曲澤。

(2) 六陽經：大腸—曲池，膀胱—委中，膽—陽陵泉，小腸—小海，胃—足三里，三焦—天井。

（七）下合穴（維度數 06，暗合六腑）

下合穴是六腑在下肢足三陽經的合穴，是六腑之氣輸注出入的部位。《靈樞・邪氣臟腑病形》篇說：「合治內

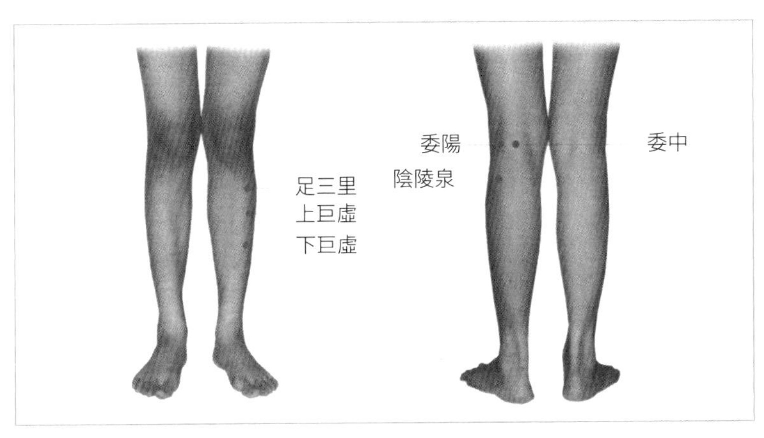

下合穴

腑。」《索問・咳論篇》也說：「治腑者，治其合。」也指出下合穴主要用來治療六腑病變。

(1) 手三陽：手太陽小腸經—下巨虛，手陽明大腸經—上巨虛，手少陽三焦經—委陽

(2) 足三陽：足太陽膀胱經—委中，足陽明胃經—足三里，足少陽膽經—陽陵泉。

六、腧募穴

（一）十二（二十二）腧穴

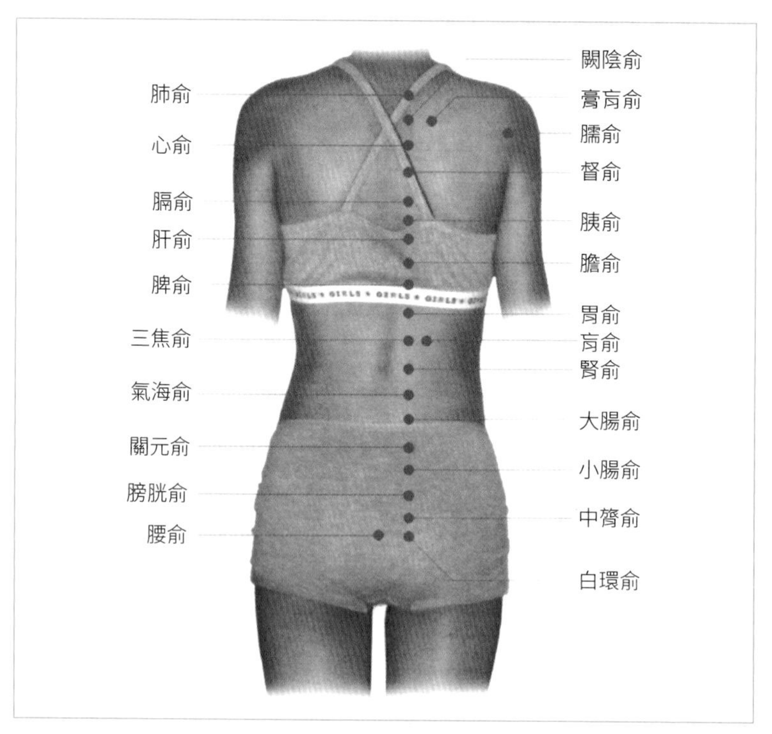

十二腧穴

五臟六腑的腧穴全部位於腰背部足太陽經第一側線上，稱之為背俞穴。

《靈樞・背俞》篇說：「則欲得而驗之，按其處，應在中而痛解，乃其俞也。」說明背俞穴往往是內臟疾患的病理反應點。其表現可有壓痛、敏感、遲鈍、麻木、皮下組織變異等，並具有較高的診斷價值和很好的調治內臟疾病的作用。

其他腧穴分布於全身各處。可治療相應臟腑的病症，如肝俞治肝，腎俞治腎，心俞、肺俞調理心肺，脾俞、胃俞調理脾胃。

(1) 六陽經：大腸—大腸俞，小腸—小腸俞，膀胱—膀胱俞，三焦—三焦經，胃—胃俞，膽—膽俞。

(2) 六陰經：肺—肺俞，腎—腎俞，肝—肝俞，心—心俞，脾—脾俞，心包—厥陰俞。

(3) 其他俞穴：督俞，膈俞，膏肓俞，關元俞，氣海俞，中膂俞，白環俞，腰俞，肓俞，臑俞。

【註】所有的俞穴全部與腎經相連，腎經的最後一個穴位——俞府主管全部的腧穴。

另外還有中脊俞（又名脊中）、藏俞（又名神道）、巨厥俞（第四椎下）、下極俞（第十五椎下）、胰俞（第八椎體下旁開 1.5 寸，又名胃管下俞）。

（二）十二募穴

五臟六腑之氣結聚於胸腹部的腧穴，稱為募穴。募穴在臨床上多用於治腑病，是捆筋療法需要謹慎操作的部位。

(1) 六陰經：肺募中府（二維數字 06），肝募期門（一維數字 04），膽募日月（一維數字 01），脾募章門（二維數字 06），腎募京門（一維數字 02）。

(2) 六陽經：大腸募天樞（二維數字 03），心包募膻中（一維數字 04），心募巨闕（二維數字 05），胃募中脘（一維數字 03），三焦募石門（一維數字 01），小腸募關元（二維數字 05），膀胱募中極（一維數字 02）

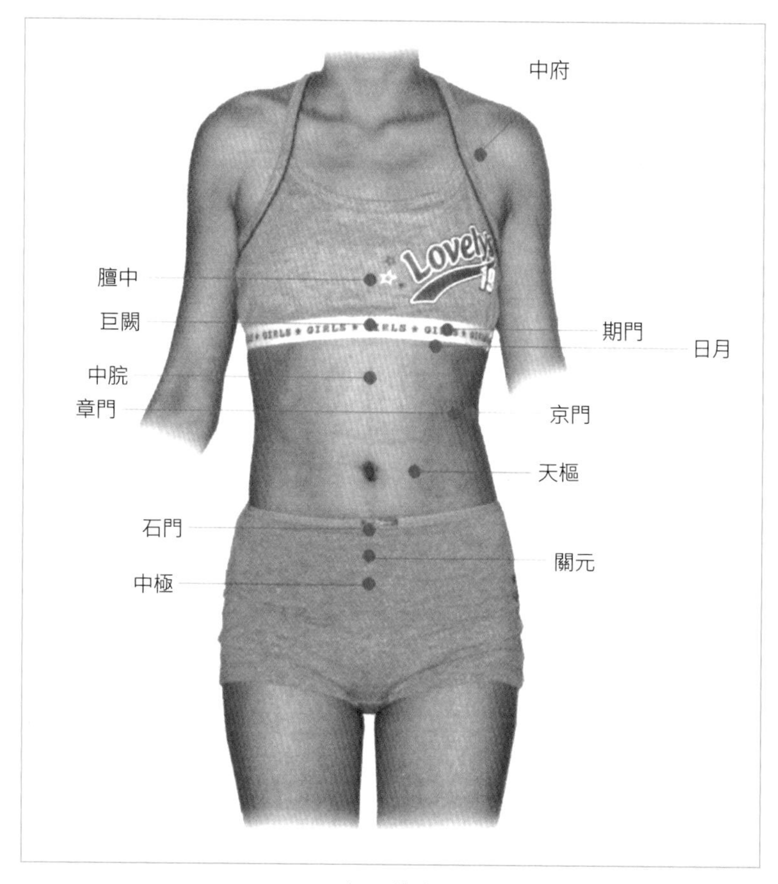

十二募穴

七、八會穴

(一) 八會穴

人體臟、腑、氣、血、筋、脈、骨、髓八者精氣會聚的腧穴，稱為八會穴。主要用來治療某些熱病，特別是由於臟腑、經脈、氣血、骨髓病變而產生的內熱。

(1) 中脘：為胃之募穴，六腑皆取稟於胃，故為腑會。

(2) 章門：為脾之募穴，五臟皆稟受於脾，故為臟會。

(3) 陽陵泉：為膽經合穴，膽與肝合，肝主筋，且位居膝下，膝為筋之府，故為筋會。（第一要穴）

(4) 絕骨：屬膽經，膽主所生病骨，骨生髓，故為髓會。

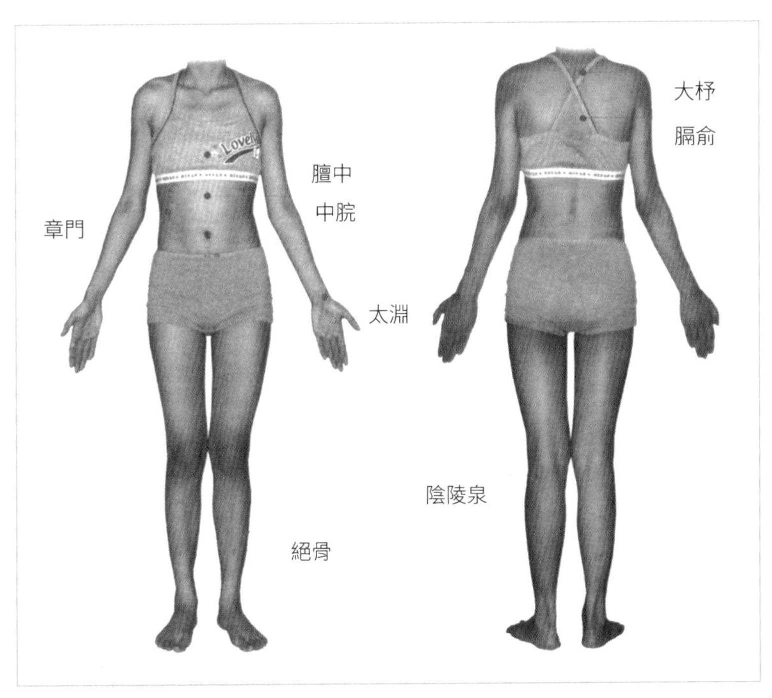

八會穴

(5) 膈俞：心主血，肝藏血，膈俞位居心俞之下，肝俞之上，故為血會。

(6) 大杼：當項後第一胸椎棘突兩旁，第一胸椎稱膂骨，又名杼骨，諸骨自此擎架，連接頭身肢體，故為骨會。另有一說法：杼骨古代名就叫椎骨，所以筆者認為：大椎才是真正的骨會，同時督脈經 28 穴中間位置也是大椎穴，叫做中骨之會。《類經圖翼・八卷》：「大椎為骨會，骨病可灸之。」所以，在治療脊柱疾病的時候可以採用該穴。

(7) 太淵：屬肺，肺朝百脈，位於寸口，寸口為脈之大會，為中醫候脈之處，故曰脈會。

(8) 膻中：位於兩乳之間，內部為肺，諸氣皆屬於肺，故為氣會。

（二）八脈交會穴

人體四肢部 8 個經血由奇經八脈交叉形成的穴位，稱為八脈交會穴。原稱「交經八穴」或「流注八穴」。可治本經病症，亦可治奇經病症；八脈八穴配合八卦以按時取穴治病。

(1) 公孫與內關：公孫屬足太陰絡穴，其絡別走足陽明胃脈，由胃脈「入氣街中」與衝脈相通。內關屬手厥陰絡穴，經脈從胸走手，在胸中與陰維相通。衝脈與陰維脈系由足太陰脾經、足陽明胃經及足少陰腎經的聯屬關係，而相合於胃、心、胸。

(2) 足臨泣與外關：足臨泣屬足少陽經之輸穴，由足少陽膽經「過季肋」與帶脈相通。外關屬手少陽絡穴，經脈「循臑外上肩」與陽維脈相通。帶脈與陽維脈系由手足

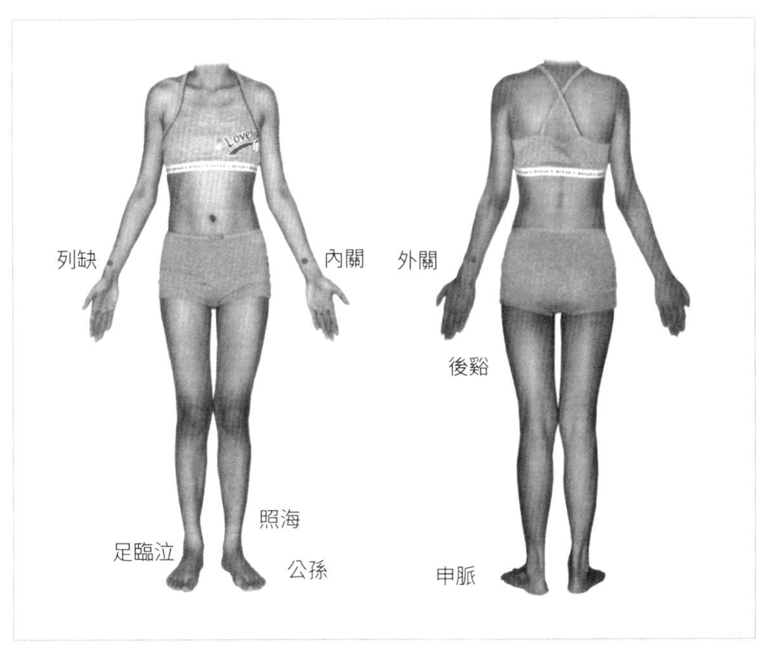

八脈交會穴

少陽經的聯屬關係，而相合於目銳眥、耳後、肩、頸、缺盆、胸膈部。

(3) 申脈與後谿：申脈屬足太陽經，為陽蹻脈所起之處，故與陽蹻脈相通。後谿屬手太陽之輸穴，由經脈「出肩解，繞肩胛，交肩上」，於大椎穴處與督脈相通。陽蹻脈與督脈系由手足太陽經的聯屬關係，而相合與目內眥、項、耳、肩膊。

(4) 照海與列缺：照海屬足少陰經，為陰蹻脈所起之處，故與陰蹻脈相通。列缺手太陰經，由經脈「從肺系」與任脈相通。陰蹻脈與任脈系由手太陰、足少陰的聯屬關係，而相合於肺系、咽喉、胸膈。

八、強壯穴、鬼穴

（一）強壯穴

強壯穴是人們透過臨床的經驗總結出來的。常常叩擊拍打這些穴位，可以調節人體陰陽氣血，具有養護生命、延年益壽等作用。

(1) 百會：為手足三陽經與督脈之交會穴，敲打此穴有升提全身陽氣之功效。

(2) 神闕：位於臍中央，臍為先天之結帶，為先天元神出入之道，故名之以神，闕屬中門，顯示貴也。捆紮此部位可以得到交通心腎門戶的作用。

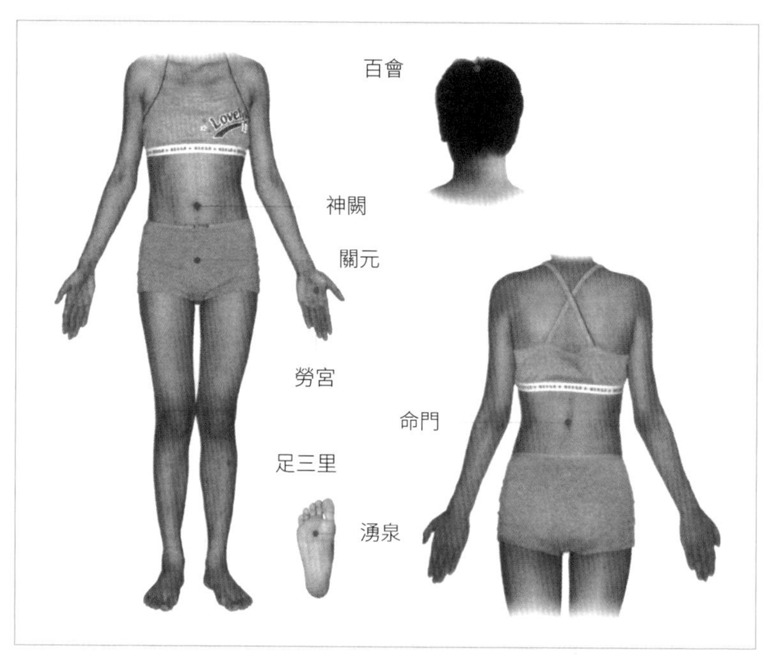

強壯穴解剖圖

(3) 關元：關藏元氣之處，元氣出入之所。

(4) 命門：為生命之門，生氣出入通達維繫生命之處。

(5) 足三里：一穴頂千金，先後天大補之穴。

(6) 湧泉：為陰精起始之處，經常敲擊有益健康。

(7) 勞宮：為操作之宮，王者之所居。穴在掌中為手部尊貴之處，能治妨礙手部勞作病。故名勞宮。本穴有清心瀉火，開竅醒神的功效，能治心火過盛的口腔潰瘍等。

（二）鬼穴

十三鬼穴位置特異，均具有醒神開竅、清熱解毒、疏通經絡、回陽救逆的作用，如果遇到捆筋之中誘發癲癇、昏迷、大小便失禁等現象出現，可以立即掐點、敲擊這些穴位，一般可以達到即刻甦醒的效果。

(1) 鬼宮一人中《千金》第一穴。

(2) 鬼信一拇指十藥穴《千金》第二穴。

(3) 鬼壘一大趾十藥穴《千金》第三穴。

(4) 鬼心一太淵《千金》第四穴。

(5) 鬼路一申脈《千金》第五穴。

(6) 鬼枕一風府《千金》第六穴。

(7) 鬼床一頰車《千金》第七穴。

(8) 鬼市一承漿《千金》第八穴。

(9) 鬼窟一間使《千金》第九穴。

(10) 鬼堂一上星《千金》第十穴。

(11) 鬼藏一陰蒂（系帶）《千金》第十一穴。

(12) 鬼臣一曲池《千金》第十二穴。

(13) 鬼封一舌系帶《千金》第十三穴。

在捆筋手法中如何運用經絡的特殊存在方式進行操作，能夠得到高效保健治療作用，是需要嚴格按照經絡的具體形態結構、具體功能趨勢來安排手法。經筋捆筋療法是透過捆紮敲打經絡實體，得到循經作用的最佳療效，透過形體的物理性機械振動，進而影響到生命機體的化學性電磁波能量轉換，最終達到「一通百通，包治百病」的神奇效果。

第3章 經筋生理病理與診斷原則

一、經筋解剖與筋鎖

(一) 經筋系統

經筋系統在中國傳統醫學中又可稱為筋肉系統。包含機體的皮層、肌性組織、網狀結締組織、臟腑膜原、關節囊、韌帶、骨膜、脂墊、部分神經末梢結構，淋巴組織等。鑒於人體是個扁圓形的立體形態結構機體，中醫學將縱行於人體上下之徑線命其為經，將橫行的支脈稱之為絡。

人體自上而下可分為七大部分網絡：①腦顱部分（眼眶上、耳朵上分界線）；②顏面部分（眼眶下、耳朵下分界線）；③頸項上肢部分（胸上下頜下分界線）；④胸部上肢部分（膈肌以上分界線）；⑤腰腹部分（膈肌以下分界線）；⑥骶尾部分（骨盆上下分界線）；⑦下肢部分（骨盆以下分界線）。

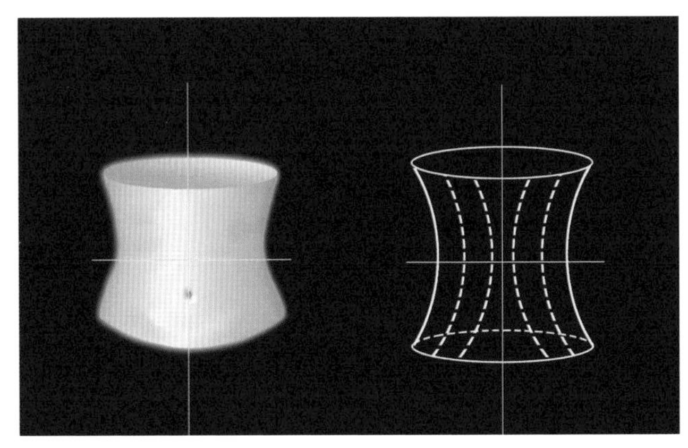

人體坐標圖

經筋系統作用：

(1) 聯綴百骸：構成身形支架與形體人體骨骼，而骨骼百骸的駁接，依賴於經筋的系結；骨與筋，聯結構成機體的支架，把人身系結成為固定的形體。

(2) 維絡周身：內置臟腑，固纏五臟六腑，廣泛分布於軀體，無所不達，構成網絡周身的整體組織，並以化氣血，保持經脈循道通暢，透過經脈運輸，營灌內外，保證機體活存所需的環境。

(3) 系結膠節，保證趨翔作用（《靈樞．刺節真邪》肢脛者，人之管以趨翔也）：機體肢節，有兩種形態，一為相對固定形態，如脊椎的關節等；二為活動度較大的四肢關節。機體肢節，必須依靠經筋系結。

(4) 構成機體藩籬，外應天序功能：所謂藩籬，護固形體周身表層，司開合，外應序天，內屬五臟六腑，調節機體內外環境的平衡。以經別內聯臟腑，固元化生，營行血氣、營液與精津而奉生。人們得病也是一個「作繭自縛」

的慢性過程，人體淺筋膜就像一個「絲綢外衣」一樣， 穿著在人體的外面。一旦出現疾病，必然會導致這個絲綢外衣的皺褶和斷裂等情況出現，失去了維護機體藩籬作用機制。皮膚表面形成聚集皺褶結構不同，全息性地影響到相應結構的臟器功能。

(5) 傳遞訊息：牽涉反應功能，肌筋靈活存在於機體，屬機體的重要器官。當肌筋受到刺激時，肌筋的反應可以產生傳遞性；傳遞反應發生牽涉效應。在生理作用範疇內，屬於生理牽涉反應；在病理狀態下的牽涉反應，構成經筋病症的複雜性。過於強烈的肌筋收縮，是肌筋生理轉化為病理的表現。

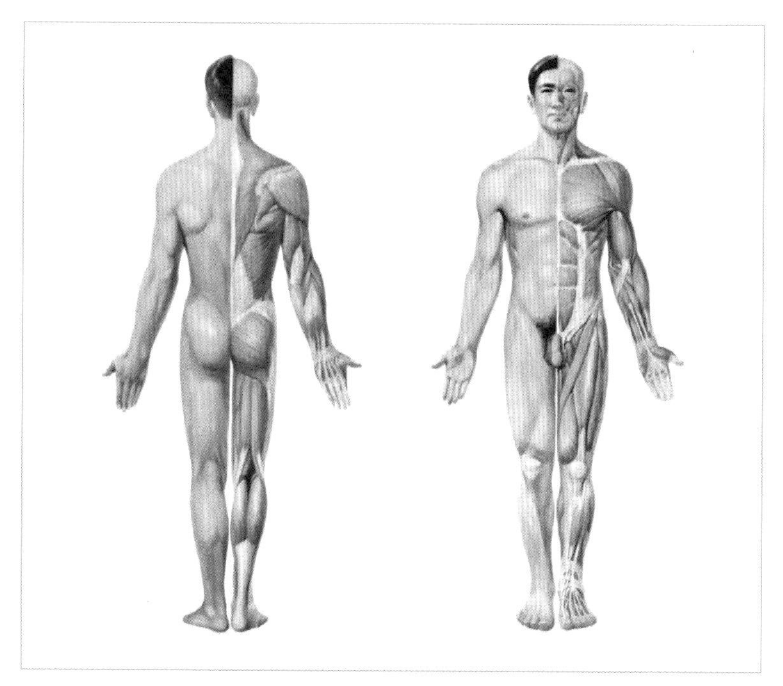

全身肌肉解剖圖

【註】人體壽命的衰老原因之一，是蛋白質的衰變。盧齊卡氏蛋白膠體異常交聯增多，使得組織變硬，細胞膜通透性降低，酶的活性下降，細胞失去了彈性而衰老。現代醫學已經證明：細胞的結構形態不同，形成的手法刺激擴散結果也不同。其中圓形細胞形成片狀擴散，長形細胞形成帶狀擴散，神經細胞形成線性擴散。

(6) 聯絡髓海，調節精神情志活動。

(7) 提供疾病檢查診斷及施治的具體部位，是調節機體，提高療效不可缺少的條件。

(8) 肌筋的整體調節功能：肌筋受到刺激後產生的強烈收縮，可導致筋脈氣血的滯留及瘀積，其產生的疼痛時機體是個不良性刺激。反之，肌筋的正常生態反應及收縮，對機體得到良性刺激作用，對整體機能具有調節作用。

（二）經筋節交會

人體存在 20 條經脈，相互交叉構成動態閉合網絡系統，就像一個「圍棋棋盤」，有 361 個交叉點一樣，人體的經穴也有 361 個，另外存在 9 個經外奇穴，一共 400 個交叉點，這 400 個交叉點就是人體的節斷之處。

一言而終者，縱橫之經絡線也；神氣遊行出入之隧道就是三維結構的 20 條經脈。361 個立體交叉會點，每一個點都構成與整體經絡系統的全息。可以根據它所在的位置和時間等來確定其主要作用。

經筋節交會的作用：

(1) 經脈節交會星羅棋布地分布於全身，有著「開合」、「樞轉」的調控作用，其功能狀況如何，直接影響到營衛氣血的運行與滲灌。

(2)「守經隧」是經脈「節交」調控的關鍵，否則，經脈「節交」失調，因內外因素作用，便導致「百病乃生」。

(3)「節交」病變的機轉，初期是氣之滯引發血之澀，繼而進入中期的氣阻而血凝，導致脈道不通，相輸之各級「節交」相關，趨向病變難解的「血氣離居」或「血與氣並」；經脈阻竭，筋脈同累，筋失所養，聚結乃成，堅而不散、堵塞一點，牽連一片，病變演進，不可勝數。

（三）經筋與骨骼

1. 骨骼系統

人體 206 塊骨頭，除了半關節由軟骨作聯結之外，全身 187 個關節（一般的關節稱為滑膜關節）由筋性組織聯結。《素問・五臟生成篇》云：「諸筋者皆屬於節。」說明骨間形成的關節之聯結，主要依賴於筋性組織，亦說明筋與骨屬關係異常密切。

2. 經筋與骨骼互相作用

(1) 經筋連綴百骸：骨屬之所以成為人體的支架，完全依賴於肌筋膜帶的攀聯纏結。因此，筋與骨的共同作用功能，無疑的是緊密聯結在一起，形成相互依存、互相制約狀態。骨若發生病變，勢必導致影響筋肉；反之，筋的病變發生，特別是長期及強烈的筋性攣縮，也會產生對骨的影響。

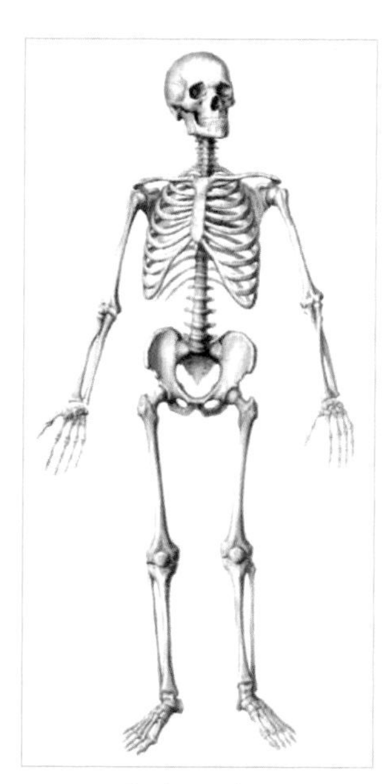

全身骨骼圖

(2) 廣州第一軍醫大學鐘世鎮教授研究報告說：「骨骼肌可引導再生神經纖維，透過神經缺損部位，有誘導和促進神經再生功能，並能為再生神經纖維提供良好的營養及代謝環境。」山東濟南市第一醫院神經科副教按劉學寬研究證實：三叉神經痛是由於炎症、血管、腫瘤和骨孔壓迫所致，其中血管壓迫是主要原因。

(3) 解剖學把韌帶歸納在結締組織之中：肌腱含有彼此平行的膠質纖維束，之間有成排的成纖維細胞，這是僅有的結締細胞，韌帶可能存在有一些彈性纖維。腱膜實際上是寬闊而平展的肌腱。關節滑囊（透明軟骨）也屬於結締組織之列。

3. 經筋的自然特性原理

(1) 十二經筋反映人體動態活動具有集合力線特徵：包括上下順抗重力「經線」扭曲組合、左右平衡力「絡線」環狀組合、前後進退力「節線」節段組合、內外混合交通力「輸線」連續組合等共同作用。這決定了經筋療法的「六合」整體動態辨證觀念。「筋會於節」、「各有定位」、「病各有所處」特點，引出了十二經筋的實質，乃是軀體動態活動各種力線上構成的具有生命特性的彈性結構體，即人體的動態活動所必需的物質基礎。

(2) 人體動態活動，是軀體空間的移動轉移，屬於機械性的運動。除受到空間的制約以外。也受到機體自身的動力源的制約。人體的運動都必須以脊柱為中心線。「超閾限」的動態活動，即超越機體自身承受力的活動，首先會造成四肢關節部位的損傷，從而造成四肢的筋結。再透過十二經筋牽拉引力線的動態活動，傳遞到人體中間骨骼之處，特別是連結部位，於是在人體肩髖部位出現許多疾病，在頸椎腰椎部位出現更多的疾患，最終導致內臟疾病的出現。這也符合《黃帝內經》「凡病起於過用」的論斷。

（四）筋鎖

筋鎖推拿療法在臨床上有著悠久的歷史，是廣大勞動人民在長期與疾病作拚鬥的無數實踐中所積累的豐富經驗。推就是按摩，拿就是開關。開關，民間醫生又叫開鎖，筋鎖是舉足輕重之物，是人體機能活動中一種無形的特殊的關卡。

青龍鎖是手三陽必經之處，返魂鎖是手三陰必經之處，紫金鎖是足三陽必經之處，白虎鎖是足三陰必經之處，而總鎖則是任、督、衝脈三脈循行起始之處。

(1) 青龍鎖：左右各一把，位於頸肩交接的斜方肌處。民間也有稱為「井鎖」或肩筋。

【開鎖方法】患者坐臥皆可，術者面向患者或站立背後，兩足分開，取站立勢（坐）或馬步樁勢（臥）。

操作時採用蝴蝶手法，即四指併攏微屈，與大拇指相對，用食指第一、二節指外側緣，與大拇指外側緣捏住肩筋的斜方肌，根據患者承受力程度，用勁擰動即可。

用勁要由輕到重，不能突然用力，動作須緩和，只要具有一定的指力，能恰到好處用勁，瞬間的擠壓即可達到治療目的。

(2) 返魂鎖：左右各一把，位於腋窩處，有前、中、後三關，前為腋窩的前臂肌（胸大肌），中為腋窩與手臂接壤處（相當於肱二頭肌的上段，包括通過腋窩的神經組織），後為腋窩的後臂肌（背闊肌）。民間醫生把返魂鎖三關從前至後依次定為「前大定、中返魂、後亭」或「前總筋、中痹筋、後背筋」

【開鎖方法】術者側向患者，取馬步或丁字步，一手握住患者前臂部，使患者手臂成外展姿勢，另一手在患者腋前、腋後、腋中分別用蝶狀手法開鎖，先拿總筋，再拿

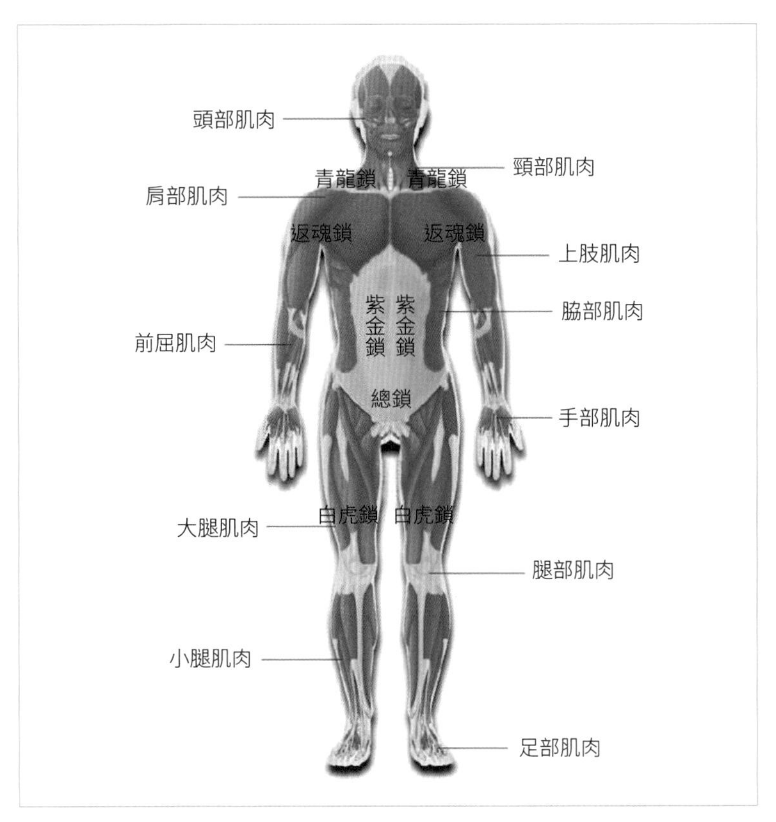

全身筋鎖圖

背筋，最後拿痹筋。

(3) 紫金鎖：左右各一把，位於臍下腹直肌下段，相當於足陽明胃經外陵與大巨穴間，民間稱吊筋。

【開鎖方法】助手扶起患者，使腹部肌肉鬆弛，術者面向患者，站馬步樁，一手扶住患者腰背部，另一手四指併攏微屈，用食指指側順勢向上兜起。拇食兩指（拇指羅紋面與食指指側）同時拿住吊筋，用力擰動，順氣而開。

(4) 白虎鎖：左右各一把，位於大腿根部，腹股溝內側端直下 3 寸大筋處，分前、中、後三關，大筋為中鎖，中鎖前開 1 寸處為前鎖，後開 1 寸處為後鎖。有的民間醫生把白虎鎖前、中、後三關稱為前溝、中溝、後溝。也有稱上馬、大筋、下馬的。按解剖位置分，白虎鎖前、中、後三關分別指大腿前部肌肉群的縫匠肌（中段）、內部肌肉群（內收肌與股薄肌）、後部肌肉群（半腱肌和半膜肌）。

【開鎖方法】患者坐或臥皆可。術者面向患者，站丁字樁或馬步樁，一手握住患者小腿部或膕窩處，使患者大腿成外展姿勢，另一手在患者大腿根部用蝶狀手法依次捏住大筋、上馬、下馬所屬的肌肉組織，分別施用手法。

(5) 總鎖：位於前後陰之中點，相當於會陰穴處，民間醫生稱之為「半把鎖」。

【開鎖方法】採用食指指法，患者仰臥，術者站在患者右側，左手掌放在患者下腹部關元穴處並向下按壓，與此同時，用右手食指指腹於會陰穴處向內頂掐，緩慢操作，到一定程度時維持一二分鐘即可。

二、經筋生理病理

(一) 經筋生理病理狀態

《類經》指出，經筋是「連綴百骸」、「維絡周身」的組織結構。闡明它同經脈的主要區別是「中無有空」、「各有定位」《靈樞‧天年》、《刺節真邪》等篇章指出，肌肉及關節的「解利」，是肌筋的生理常態。「筋攣」、「鬆弛」、「聚結」等，便是經筋病態形徵表現。提出「堅而緊者，破而散之，氣下乃止」，此所謂「解結」的施治法則。《靈樞‧衛氣》強調「解結」是經筋病的早期治療，並美其為「無惑於天下」之良策。

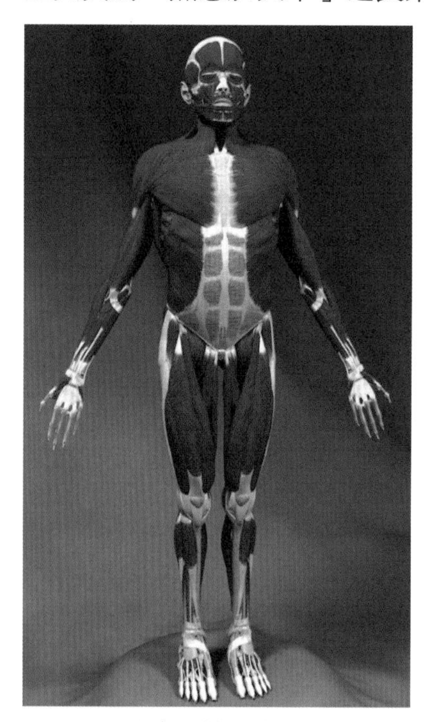

全身肌筋示意圖

(二) 以痛為腧，以灶為腧

《靈樞‧經筋》提出「以痛為腧」的立論；《靈樞‧四時氣》提出「得氣穴位定」的檢查定位方法，《靈樞‧背腧》談及「應在中而解」的檢查經驗，《靈樞‧衛氣》揭示「必先按而在久應於手」的手觸查灶法之秘訣，並告訴後人「以灶為腧」也可行。

這些均為經筋病的診斷和治療奠定了基礎。

（三）病灶分類

(1) 粗糙狀病灶，好發於經筋組織活動度較大、受摩擦損傷機遇較多的部位。

(2) 增厚型病灶，是經筋病變部位組織增厚，疼痛明顯，反覆發作，遷延不癒；急性發作期，多伴隨局部組織發生水腫，以至反應性輕微紅腫。患者常以明確的定位病症求醫。

(3) 微粒樣病灶，好發於微小關節周圍和盡筋頭的附著點，淺而薄層的肌筋膜機體部位。

(4) 線樣及竹片狀病灶，多由發病部位筋膜及部分血管的質變發生。

(5) 索樣型病灶，好發於腹部臍下「五皺襞」、腹白線、半月線及腹側；腹部的索樣病灶，常於肌筋膜聯合部位查及，與筋膜聯合的構形比較相稱。

(6) 結塊型病灶，相當於現代醫學的肌纖維組織炎、肌凝塊症等的病變。

（四）病灶特徵

(1) 病灶點：好發於肌筋的「左右盡筋上」、成角點、交叉點、摩擦點、受力點、小骨粗隆、骨游離端、關節周圍等。病灶可分為粗糙樣、小顆粒狀、結節或「痛性小結」。

(2) 病灶線：常見的復合性病灶，好發於骨縫線及筋膜線上，如顳上線、項上線、人字縫，胸骨正中、腹白線等。

(3) 病灶面：病灶在肢體或軀體的同一個平面上可查及，稱為病灶面，是多經共病的一種病變表現形式。可能與肢體動態活動有合力和線力作用關係，病灶面一般至少有兩條線的病灶並存，多者曲平面病灶分布。

⑷病灶體：可以明顯觸及到的各種陽性體徵。

⑸多維病性：以軀體前後左右四個側面而論，則為四維構體；以陰陽拮抗面而論，則為兩維構體。

三、經筋病因病機

（一）病因

(1) 六淫：風寒濕侵蝕，引起人體「內縮力」的產生。《黃帝內經》：「經筋之病，寒則反折筋急，熱則筋馳縱不收。」

四維度的經筋與大自然的關係非常密切，往往會隨著季節的變化而產生一些變化，如：春生夏長秋收冬藏規律，在春天，人總是容易發睏，是因為此時經筋在進行自我修復，所以人體總是自我覺得非常舒服，總想睡覺；在夏天，人的生命力總是那麼強，是因為此時經筋處於快速增長的時候，所以人有用不完的力量；在秋天，人總是有很多經筋疾病的出現，導致脊柱和四肢的酸疼；在冬天，人大氣寒冷，人體收縮到極致，骨骼疾病便隨之表現出來。

(2) 內臟疾病：因肝病而引發，經脈失養，導致經筋弛縱，如肝病多伴隨有陽痿疾病，這與肝經環繞陰器有關。

(3) 意外傷害：經筋的撕裂傷害，從而造成「筋結」的產生。一般扭挫傷，脫臼、骨折等造成的連帶損傷、經筋的沾黏打結等。

(4) 長時間的某種姿勢（疲勞）而產生經筋的超負荷導致筋傷。「肝為罷極之本」、「凡病起與過用。」《素問•宣明五氣》：「久視傷血，久臥傷氣，久坐傷肉，久立傷骨，久行傷筋，是謂五勞所傷。」是最好的寫照。

（二）經筋病灶好發區

(1) 頭部：額筋區，顳筋區，枕筋區，頂筋區，面筋區。

(2) 頸部：頸側筋區，頸後筋區。

(3) 肩背部：岡上筋區，岡下筋區，肩胛間筋區及華佗夾脊區。

(4) 腰臀部：臀筋區，臀外側筋區，腰三角筋區。

(5) 胸部：胸骨筋區，胸肋關節筋區，鎖骨下筋區，外側胸筋區，肋弓筋區。

(6) 腹部：腹淺層筋區，腹深層筋區。

(7) 上肢：肩筋區，上臂筋區，肘筋區，前臂筋區，腕筋區，指掌關節筋區。

(8) 下肢：股筋區，膝關節筋區，小腿筋區，踝關節筋區，足底筋區。

（三）經筋病的病機

人體的經筋必須得到臟腑的充盈，否則，將會出現疾病；反之，經筋的疾病也會累及臟腑受損。

《素問‧脈要精微論》：「夫五臟者身之強也。頭者精明之府，頭傾視深精神將奪矣。背者胸中之府，背曲肩隨，府將壞矣。腰者腎之府，轉搖不能，腎將憊矣。膝者筋之府，屈伸不能，行則僂附，筋將憊矣。骨者髓之府，不能久立，行則振掉，骨將憊矣。得強（臟腑能量）則生，失強則死。」

《石室秘錄》：「人若筋急攣縮，佝僂而不能直者，皆筋病也。」

1. 攣縮打結

(1) 各種原因造成的經筋損傷必然導致：拉薄、撕裂、氣血阻滯；經筋在損傷部位「攣縮牽拉，自動打結」把損傷部位包裹起來，形成「筋疙瘩或筋結」。以便於人們繼續保持某種身體姿勢而應付勞作，這也是造成簡單治療幾天就會「好轉」假象的主要原因。而此時周身關節之間的內縮力並沒有消除，隨著時間的延伸，將會繼續收縮，筋結繼續增大，內縮力也成比例增加。

(2) 壓縮關節腔隙：強大的經筋內縮力，使得骨關節間隙越來越小，逐步小甚至消除；此時會感覺到周身有繃緊的症狀；整天不動，也會感覺到疲憊不堪；劇烈活動後反而會有暫時的輕鬆感，過後會覺得更加疲勞；天氣變化時，也會感到周身不適。

(3) 內縮力長期作用的結果，椎間盤被壓扁、壓緊，向內外延伸，椎骨變位，壓迫神經、血管，使中樞神經供血不足，頸部或脊柱疼痛不已或者麻木不仁。向內擠壓到椎管造成椎管狹窄，或向外擠壓到神經，或者造成椎間盤突出。

(4) 疲勞積累成疾：如果局部疲勞不能得到及時糾正，將會成為慢性經筋病的開始。這時人體生命「自動打結」的本能就開始起作用，所以「筋結」的形成，並不一定非要由外傷的存在，過度的勞累和疲勞都會導致「筋結」的產生。

「筋結」的形成會導致更多的經筋自我拉傷惡性循環，重新造成新的更多的「筋結」。

(5) 結聚散絡：《素問‧脈要精微論》從「膝為筋之府」引伸開來，凡是關節部位都是經筋的聚散之地。通常人們理解經筋是韌帶，然而廣義的經筋是包括更廣泛的，比如深筋膜、淺筋膜、肌外衣、腱鞘、骨膜等內涵。經筋病不能只注意疼痛部位，還要注意到整條經筋的循行路線、注意到十二經筋之間的相互影響。

2. 經筋病的預後

(1) 脊柱側彎：長期的經筋內縮力會超過人體骨骼的抗壓力，一旦出現脊椎側彎，就會感覺到痛疼不已。如果造成的脊柱側彎，疾病就非常難以治癒了，但此時，患者往往剛剛感覺到，以為是疼痛的開始，而實際上已經發病 5~10 年了。脊柱彎在胸椎就會導致胸口的疼痛、彎在腰椎或者骶髂，就會導致腰胯部和腿部的疼痛；骨盆與脊柱必須構成 90° 角才符合人體生理要求，如果因為脊柱側彎在腰部，就會容易使骨盆也側彎向一側，椎體為了保持直角關係，必然造成雙腳不等長的惡果。

(2) 關節變形：經筋病症狀一般要存續 5~10 年左右，遷延不癒、伴隨終生；更有甚者，會造成椎體壓縮性骨折。

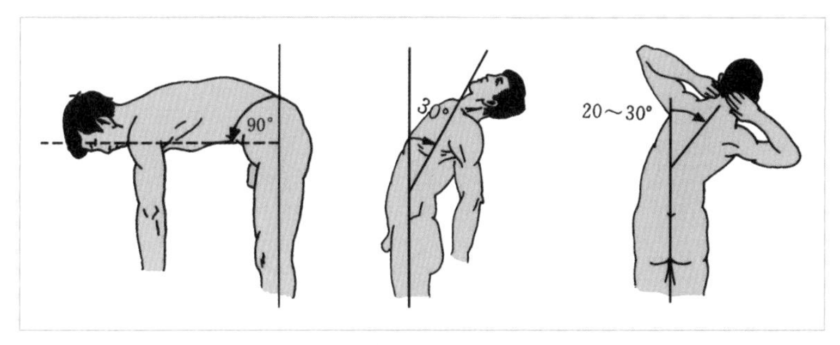

人體運動角度圖

（四）經筋病現代機理

1. 人體兩張筋膜（類似人體內外絲綢衣服）

第一張：全身的皮下筋膜（淺筋膜——疏鬆結締組織），包裹淺動脈、淺靜脈、皮神經、淋巴管、脂肪組織等。

第二張：全身的固有筋膜（深筋膜——致密結締組織），包裹肌肉、肌群、體壁、血管、神經等。深筋膜插入肌群之間，形成肌間隔，包繞肌群形成筋膜鞘，長肌腱外面包繞有腱鞘（內有潤滑液存在），筋腱附於骨上固定（肌腱與骨面中間有封閉結締組織小囊——滑膜囊存在）。包繞血管、神經，形成血管、神經鞘。

2. 肌群調節

(1) 找到引起疼痛的參與肌群中最容易勞損的肌肉，因同一動作中小肌肉容易勞損；從解剖關係中可以知道，同一個附著點上的兩塊肌肉功能不一致，很容易發生不同步收縮，產生摩擦勞損。

(2) 針對肌肉起、止、中點，或者關節上、中、下位置，這裡最容易產生疾病，也可能沒有任何症狀。但對此進行捆紮治療，利用人體自身的功能調節，就可以迅速緩解其他局部症狀。

3. 捆紮環形擠壓機理

正常狀態骨骼肌和肌腱都分布均勻，病理狀態下出現混亂、不均勻、間質水腫充血、細胞浸潤以淋巴細胞、血小板滲出等炎症性改變。

現代醫學證明，韌帶、筋膜對切割、穿透不十分敏感、而對擠壓與內臟平滑肌一樣十分敏感。當捆紮擠壓韌帶的時候，韌帶相連接的肌肉發生一系列的生物化學反應，使排列紊亂的肌細胞重新組合，使肌肉韌帶的痙攣立即得以鬆解（鬆則不疼）。

4. 動靜平衡失調機理

(1) 捆紮對於恢復細胞內部平衡，解除高應力肌肉纖維有積極作用。

(2) 捆紮經筋能減輕組織內壓，減輕骨纖維管高壓，減輕纖維化骨質增生對神經的刺激。

(3) 捆紮肌筋能改善局部組織無菌性炎症，維持體內環境酸鹼動態平衡，解除化學因素變化對感受器的不良刺激。

（五）經筋病的治療展望

(1) 經筋系統是一個有實體的組織系統，是一個在中醫經絡理論指導下能夠與現代科學完美結合的一座橋梁。經筋與經脈的分布特點都是「巨大完美網絡狀」結構，經筋是一個實體通道，是一種經絡系統的「道器」，是形（性）能完美結合的一個巨系統，而經脈則是人體「氣」的通道，至今還未發現它的實體是什麼。

筆者揣測，經脈之氣的本質是：勢能——一種物質自然運動的屬性存在。其中左旋屬陽，右旋屬陰；而非陰非陽的經筋則是一種中和平衡存在狀態，這種中和存在就是蛋白絲線網絡。

(2) 針刀醫學的啟示。據報導，「朱漢章教授利用自製用注射針頭改進的小針刀，針刺剝離患者的沾黏肌筋，又將病人手掌被動地進行多次握拳和伸掌活動。雖然病人當時疼痛難忍，但不久以後，這隻原來不能伸直和握起的手，終於能夠作屈伸活動了。再經過幾天的康復治療，基本上恢復了功能。這一成功的嘗試給了朱漢章大夫一個全新的啟示，他認為：完全可以用閉合性剝離的方法代替「大鬆解術」。

筆者也從中獲得一個啟示：捆筋療法需要在捆紮的基礎上，進行敲打、拍打和自身強制運動，使得沾黏肌筋在「完全閉合狀態」鬆解開來，使得患者在相對安全的情況之下得到治療，利用人體自身經筋強大的彈性延展力，快速治癒新老筋傷，同時避免了因為開放性創傷造成的醫源性感染。因此說，中醫經筋捆紮療法是一項行之有效，療效確切，簡便廉驗的實用療法。將來可以像「針刀醫學」一樣發展為「經筋醫學」，從而使的《黃帝內經》在今天再次得以大放光彩，為世人保健養生作出更大的貢獻。

四、經筋診斷治則

（一）經筋病的診斷

1. 經絡望診

望診是中醫學四診之首。經絡望診歸經法主要是透過觀察經脈循行部位在色澤、潤燥和組織形態等方面所表現出來的一系列病理變化，來分析是屬於何經的病變。

由於體表有病可以由經絡反映到有關臟腑，而臟腑有病也可以由經絡反映到體表的相應部位，出現種種特異的、可見的「經絡現象」。故《扁鵲心書》中說：「昔人望而知病者，不過熟其經絡故也。」

2. 經穴觸診

經穴觸診又稱「經穴按壓」、「經穴切診」，是根據內臟有病會由經脈的傳導，在體表出現各種不同的病理反應區或反應點的原理，在一定的經絡循行部位或有關腧穴上進行觸捫、按壓，尋找和體驗各種陽性反應，從而判斷病在何經。

正如《類經》所說：「臟腑在內，經絡在外，臟腑為裡，經絡為表……故可按之以察周身之病。」

(1) 循經按壓：《靈樞・刺節真邪論》：「用針者，必先察其經絡之實虛，切而循之，按而彈之，視其應動者，乃後取之而下之。」循經按壓所得的異常反應，可有循經疼痛（酸痛、抽痛、壓痛）、敏感、麻木、寒涼、灼熱或腫塊、結節、條索狀反應物等。《素問・刺腰痛篇》：「循之累累然」（結節）、「痛如小錘居其中」（腫塊）。《素問・骨空論篇》所記：「堅痛如筋者」（條索），均屬此類。不同性質的疾病，有著不同形式的陽性反應。陽性反應物在何經，即可判定為何經的病變。

(2) 穴位按壓：《內經・百病始生》：「察其所痛，以知其應。」穴位按壓所得的異常反應，有壓痛、敏感、麻木、遲鈍、舒適或皮下組織隆起、結節、鬆軟、凹陷等。《素問・刺腰痛篇》：「在部中結絡如黍米」，就是指穴位處有給節出現的病理反應。

(3) 循壓順序：病人一般取臥位，醫者於詢問病史、體格檢查基礎上進行經筋查灶檢查。全身性查灶，一般的檢查是按照頭頸肩、背腰胸腹、上下肢順序進行。曾有一名醫生雅號「李金指甲」，就是透過循壓人體，進行捏拿掐揉治療疾病，無不痊癒。

（二）經筋病的特點

(1) 經筋維繫骨骼、聯絡四肢百骸。一般左右對稱存在。具有同一肢體或一側軀體時應性受力面損傷的特點，即病變具有點、線、面及多維病變的並存。

(2)「內傷」病灶，導致機體的氣滯、血瘀，具有累及性的病理蔓延趨勢，繼發後患多端。

(3) 標本根結：經筋不直接通臟腑。經絡（筋）在四肢者為本，在頭面軀幹者為標。四肢井穴為根，頭面軀幹者為結。

【註】《素問‧標本根結》：「太陽根於至陰，結於命門，命門者目也。陽明根於厲兌，結於顙大，顙大者鉗耳也。少陽根於竅陰，結於窗籠，窗籠者耳中也。太陽為開，陽明為合，少陽為樞。」「太陽根於隱白，結於太倉。少陰根於湧泉，結於廉泉。厥陰根於大敦，結於玉英，絡於膻中。太陰為開，厥陰為合，少陰為樞。」「足太陽根於至陰，溜於京骨，注於崑崙，入於天柱、飛揚也。足少陽根於竅陰，溜於丘墟，注於陽輔，入於天容、光明也。足陽明根於厲兌，溜於衝陽，注於下陵，入於人迎、豐隆也。手太陽根於少澤，溜於陽谷，注於少海，入於天窗、支正也。手少陽根於關衝，溜於陽地，注於支溝，入於天牖、外關也。手陽明根於商陽，溜於合谷，注於陽谿，入於扶突、偏歷也。此所謂十二經者，盛絡皆當取之。」

(4) 動力來源：經筋是各種功能的動力來源，多由於慢性的引力損傷所致，同「外傷」有區別。

(5) 經筋特徵：拘急緊張、攣縮打結、馳縱無力。

(6) 侵蝕脊柱：如脊柱棘間韌帶、黃韌帶和關節間韌帶，最為明顯。

(7) 具有病灶形徵可查的客觀指徵依據，但經筋病灶形徵呈多樣化，故經筋穴位亦呈多形態化。

（三）經筋病症臨床表現

1. 一般症狀

表現以酸脹、重滯、困倦、疲乏、發麻、痹痛、乏力感，及不同程度的功能障礙。

2. 特殊症狀

(1) 筋性疲勞綜合徵：乃肌筋廣泛性攣縮導致全身性重度疲勞感，伴頭暈頭痛、情志異常、失眠多夢或嗜睡、納呆及胸腹不適等；但臨床化驗及有關檢查均呈陰性的病症表現。

(2) 筋性眩暈：由於肌筋收縮失均衡所致，尤其是頭頸部的肌筋伸縮失均，致使患者感到頭眩及搖晃感，但無旋轉性暈感。

(3) 筋性視力降低：由於眶膈及顳筋區的肌筋攣縮，導致患者視力降低，眼科檢查無特殊發現。

(4) 筋性類似病：由於筋結病灶與臟器位置重疊或產生牽涉反應等，導致經筋病變的臨床症狀，酷似臟腑病變表現；但臟器的臨床有關檢查全為陰性。

(5) 氣病中的筋性病變：中醫所稱之肝氣鬱結而胸脅苦滿及腎氣虧虛所致的腰酸腿軟，皆可於相應部位查及肌筋器質病變並存，稱為氣病中的筋性病變。

(6)隱筋症：即隱蔽的筋性病變，導致臨床的疑診誤診者。

(7) 筋凝症：指肌筋長期攣縮形成固結的病徵，類似現代醫學的肌凝塊症等。

(8) 筋性累及症：經筋的牽連性疼痛疾病。

(9) 冷感與「冷症」：經筋局部性病變導致的氣血阻滯，使患者覺得患部冰冷，稱為冷感。

(10) 筋緊張綜合徵：廣泛性的肌性、膜性勞損，導致肌筋攣縮反應。

（四）治療原理

1. 鬆解經筋

經筋病的主要原因是經筋受損後人體的自我保護本能——經筋對受損部位的收縮打結造成的。如何鬆解長期收縮而繃緊的經筋，是治療宗旨。

2. 金剋木手法

經筋的長期損傷，必然會導致經脈的氣滯症狀，行氣活血化瘀雖然是治療之中不可忽視的因素，但作為具實質的經筋來說，具有自我保護的回縮能力，只靠行氣活血化瘀，還無法使經筋鬆解下來，所以一定要透過手法，同步進行。用金剋木的手法來進行最為有效。如震顫手法、運動關節類手法、叩擊類手法、捆筋類手法都屬於金性手法，用這些手法治療能夠取得肯定的療效。

3. 破壞性治療

治療初期患者會倍感疼痛，好像是疼痛加劇了，這是因為經筋經過治療後還經不起肢體的運動力度，需要堅持治療，所以在治療之後要在治療床上休息片刻，這段時間叫做「破壞性治療」。隨著時間的延長，疼痛會逐漸減輕，甚至消失。同時脊椎也會恢復正常位置與狀態，這時才能說是痊癒了。

4. 保守治療

對於老年病患者應採取保守治療，只求緩解，不求治癒。同時在治療之中不可忽視培補肝腎，活血化瘀等。

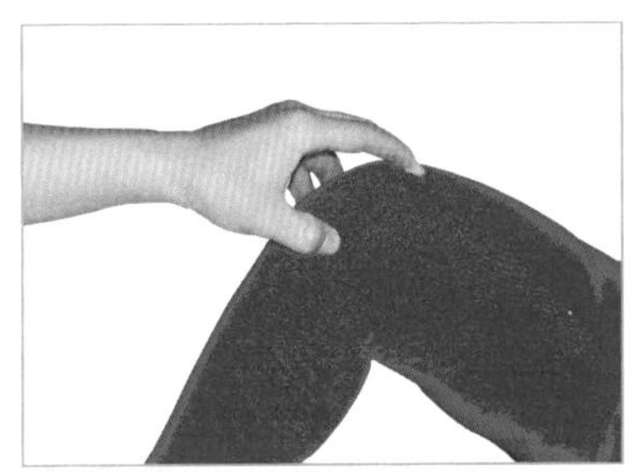

手法一

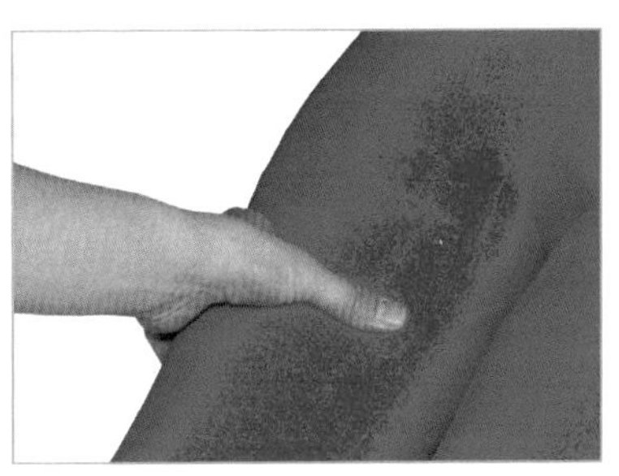

手法二

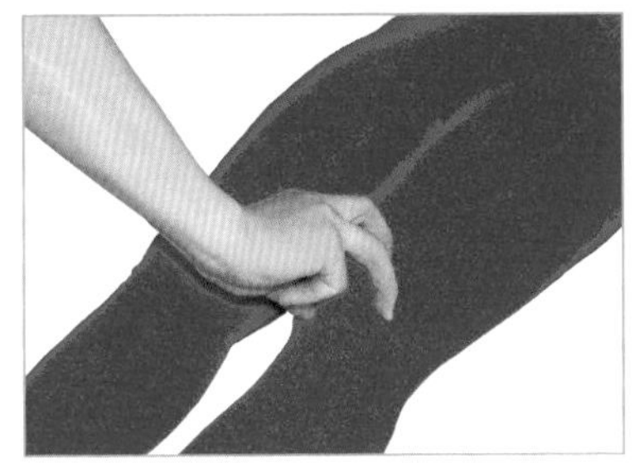

手法三

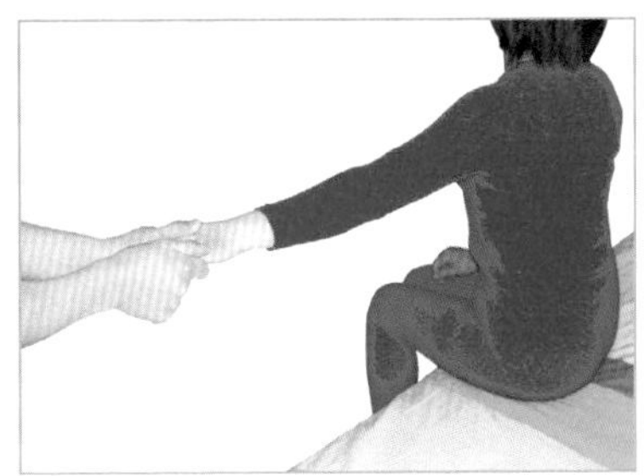

手法治療

（五）治療法則

1. 以痛為腧局部近取原則

依據簡單的那裡疼痛哪裡取穴的治療原則。《內經・經筋》篇敘述的「結者皆痛」，及「以痛為腧」的診治法則。

2. 以灶為腧鄰近選穴法則

在以痛為腧的基礎上，尋找人體病灶治療，提高療效。《靈樞‧官能》篇說：「察其所痛，左右上下，知其寒溫，何經所在。」

3. 經絡辨證循經取穴法則

廣泛治療疾病，提高治療效果。《靈樞•衛氣》篇說：「能別陰陽十二經者，知病之所生。候虛實之所在者，能得病之高下。」

4. 辯證和參，精確選穴法則

《靈樞‧經脈》篇將各種不同的證候按十二經脈系統予以分類，這是經絡辨證在《黃帝內經》中的集中體現。清代陳士鐸《洞天奧旨》說：「內有經絡，外有部位，部位者，經絡之外應也。」由於十二經脈在人體的分布既有明確的部位所在，又有一定的規律可循。所以，根據病痛發生的不同部位來判斷是何經的病症，這在經絡辨證中是至關重要的一環，臨床應用十分普遍。

第4章 常見病經筋捆紮療法

經筋捆紮治療總流程

四診合參查病灶，循經切按阿是穴；

燔針透刺解灶結，確定穴區和範圍；

深撥淺揉整筋膜，拍打需要配拿捏；

捆紮部位穴區定，調整力度和深度；

敲打方向角和度，自主運動不可缺；

瑜伽太極調身姿，按摩理療也添功；

經常敲擊強壯穴，生命養護持之恆。

一、肘部扭傷

【診察要點】肘部扭傷症狀可輕可重，病位不一，視損傷的病因和程度不同而異，表現疼痛、腫脹，並常因此而導致功能受限，有些患者會出現皮下瘀血、青紫、腫脹等，程度不同，受損傷的肌腱韌帶不一而略有差異，但均有不同程度的功能受限，以屈伸受限為主，旋前、旋後障礙。

【病因病機】由於跌仆、閃挫造成的直接暴力或間接暴力使肘關節處於外翻，內翻或過伸狀態，並超出正常生理活動範圍，使肘關節周圍的肌腱、韌帶或關節囊水腫、滲出，產生無菌性炎症。

【治療原則】鬆解筋膜，疏經通絡，活血化瘀，消腫止痛。

【治療方法】操作者在捆紮部位敲打 9 下，3 下為一組，每日 1~2 次。

(1) 局部治療：肘筋區捆紮敲打。

(2) 循經治療：手三陽經的循經捆紮敲打。主要選取前臂筋區、上臂筋區。

(3) 對症治療：肩筋區治療運動障礙者。

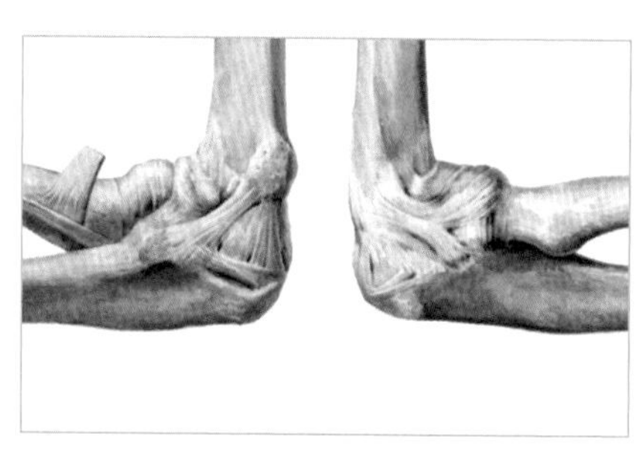

肘關節解剖圖

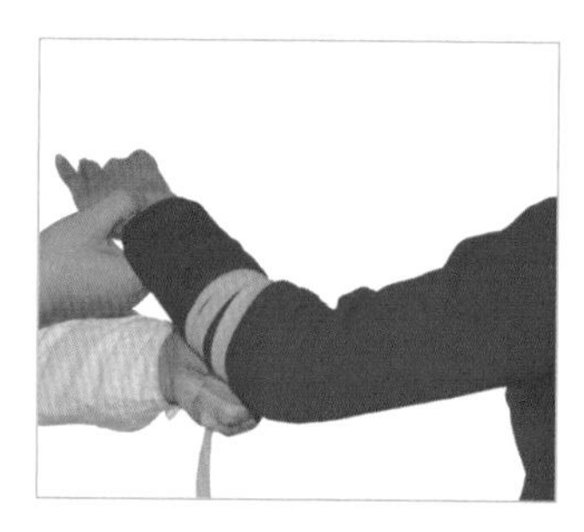

前臂捆紮圖

二、腕關節扭挫傷

【診察要點】當人體跌倒時常以手掌觸地支撐，腕呈背伸姿勢，引起掌側韌帶牽張損傷和肌筋膜的挫傷。

傷後腕關節掌側微腫，局部疼痛，壓痛明顯，腕背伸時疼痛加重。

【病因病機】在暴力作用下，腕關節發生超過正常活動範圍的運動，引起關節內或外的軟組織損傷，甚至錯縫。腕關節扭挫傷是常見的腕關節閉合性損傷。

【治療原則】鬆解筋膜，通經活絡，散瘀止痛。

【治療方法】操作者在捆紮部位敲打 9 下，3 下為一組，每日 1~2 次。

(1) 局部治療：阿是穴（疼痛局部）捆紮敲打。

(2) 循經治療：手三陽經的循經捆紮敲打。主要選取腕筋區、指掌關節筋區。

(3) 對症治療：前臂筋區治療不能屈伸者，肘筋區治療運動障礙者。

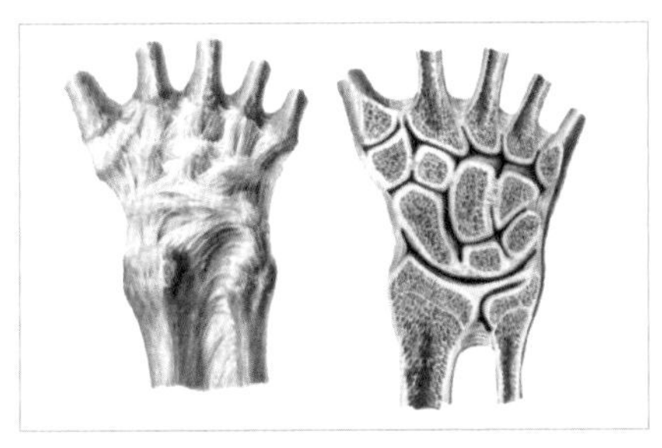

腕關節解剖圖

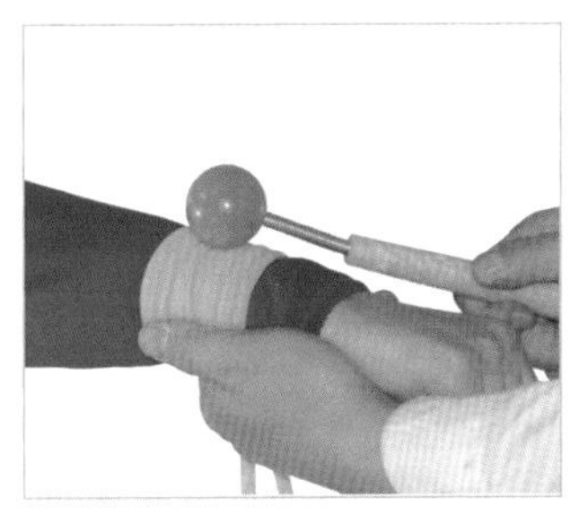

腕關節敲擊圖

三、指關節損傷

【診察要點】症狀有關節的側面，單側多見，也可雙側同時疼痛、壓痛、腫脹，腫脹多明顯，且經久不癒，日久可機化，形成硬結，屈伸運動受限，否則，疼痛加劇，有時可出現側向移動，甚至畸形。

【病因病機】拇指的掌指關節及其餘指的指間關節，由於關節囊較鬆弛，比較容易損傷。指關節損傷多因暴力衝擊指端，迫使手指遠端向側方過度彎曲，而引起一側副韌帶的撕裂傷或撕脫傷。

【治療原則】鬆解筋膜，疏經通絡，活血止痛。

【治療方法】操作者在捆紮部位敲打 9 下，3 下為一組，每日 1~2 次。

(1) 局部治療：指掌關節筋區捆紮敲打。

(2) 循經治療：手三陰三陽經的循經捆紮敲打。主要選取腕筋區、前臂筋區。

(3) 對症治療：肘筋區治療疼痛屈伸困難者。

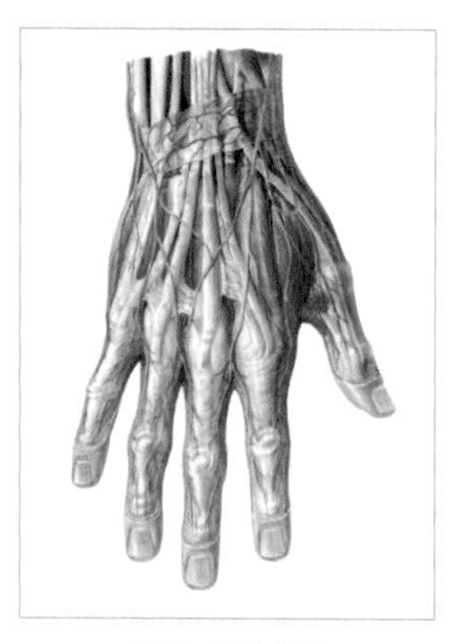
手指解剖圖

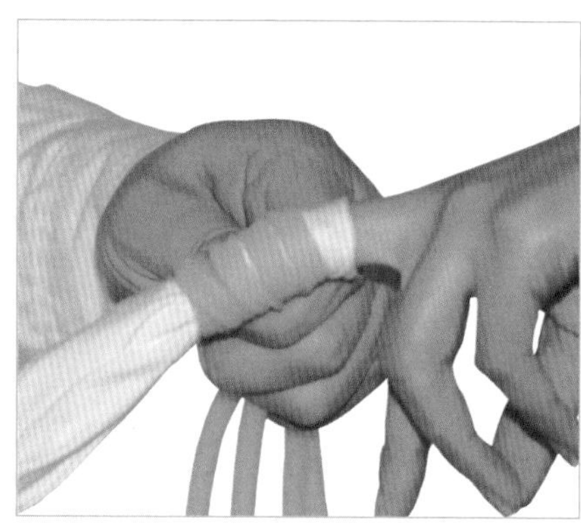
手指捆紮圖

四、岡上肌損傷

【診察要點】

(1) 岡上肌損傷有疼痛，疼痛程度視病因不同而異，疼痛部位主要在肩外側三角肌下層，可向肩頸部放射，偶向手部放射。壓痛點主要局限在肱骨大結節，有些患者可連帶岡上窩處壓痛。

(2) 功能受限，患者在主動外展時疼痛加劇，因此多不願作主動外展運動，叫做「疼痛弧」現象。被動外展患肢時，亦無功能障礙、疼痛加劇的現象。這是岡上肌肌腱炎的最典型體徵，也是與肩周炎的鑒別要點。

【病因病機】

(1) 岡上肌損傷是由於岡上肌牽拉、固定肱骨頭在肩盂內用力不當，同時岡上肌肌腱上方與肩峰下滑囊，下方與肩關節囊緊密相連，病變時可互相彼及。

(2) 上肢外展 15° 之內，如果受到來自腕部的牽拉或肩外側後上部的衝擊傷，則極容易造成岡上肌腱的牽拉傷，局部水腫、滲出，產生無菌性炎症，嚴重時可出現部分肌腱的斷裂傷。

【治療原則】鬆解筋膜，疏經通絡，放鬆肌肉，緩解疼痛。

【治療方法】操作者在捆紮部位敲打 9 下，3 下為一組，每日 1~2 次。

(1) 局部治療：阿是穴、岡上筋區捆紮敲打。

(2) 循經治療：手三陽經的循經捆紮敲打。主要選取岡下筋區、肩胛間筋區。

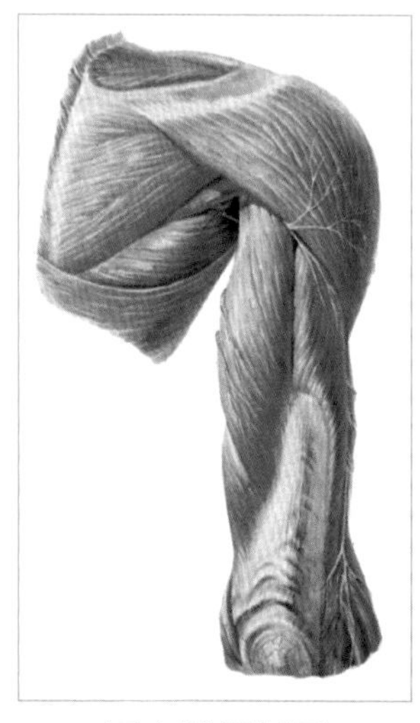

岡上肌解剖圖

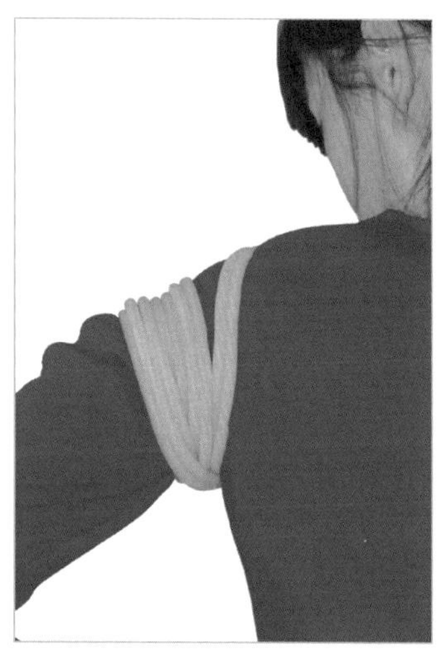

肩部捆紮圖

(3) 對症治療：肩筋區治療運動障礙，上臂筋區治療疼痛明顯者。

五、急性腰扭傷

【診察要點】

(1) 急性腰扭傷是指腰部肌肉、筋膜、韌帶、關節囊等軟組織的急性損傷。

(2) 腰部僵硬、活動受限，直腿抬高試驗可呈陽性。

【病因病機】從事體力勞動或運動時，動作不協調、負荷過重或姿勢不正確，均可造成上述軟組織的撕裂、出血；部分病人有關節輕微扭傷，又稱關節紊亂症或關節滑膜嵌頓。

【治療原則】鬆解筋膜，疏經通絡，整骨復位，行氣活血。

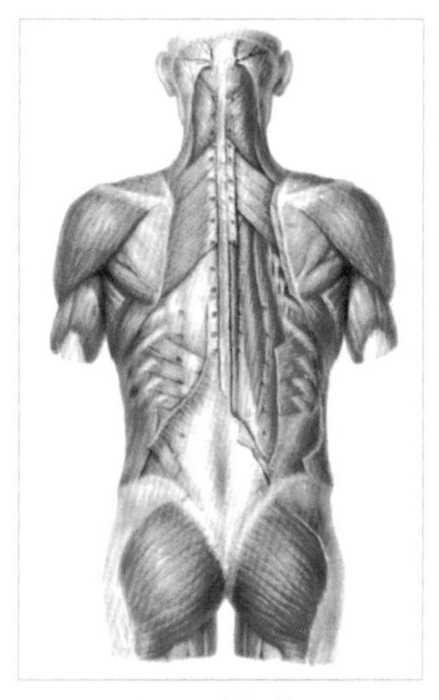

腰部肌肉解剖圖

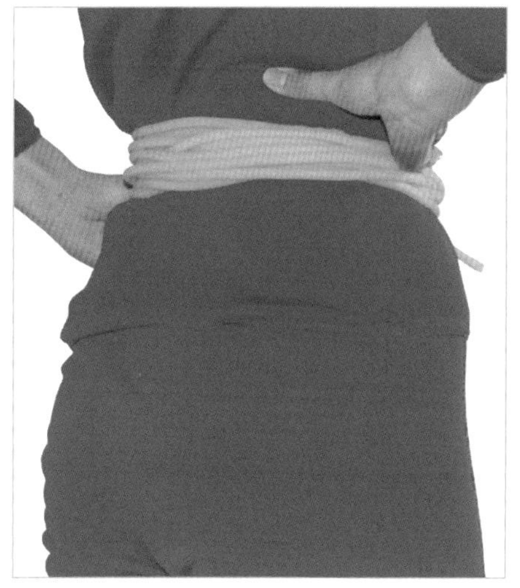

腰部捆紮圖

【治療方法】操作者在捆紮部位敲打 9 下，3 下為一組，每日 1~2 次。

(1) 局部治療：腰骶筋區持久捆紮方式。

(2) 循經治療：少陰太陽經的循經捆紮敲打。主要選取膝關節筋區、華佗夾脊區。

(3) 對症治療：膝關節筋區治療疼痛明顯者，股筋區治療牽連腿疼痛者。

六、骶髂關節扭挫傷

【診察要點】

(1) 髂關節周圍韌帶的損傷，稱為骶髂關節扭傷。

(2) 有外傷史，傷後下腰痛，骶髂關節處及臀外上方疼痛，常合併下肢放射痛。患側下肢不能負重，活動受限。屈膝伸髖試驗、骨盆分離試驗、床旁試驗和「4」字試驗均可

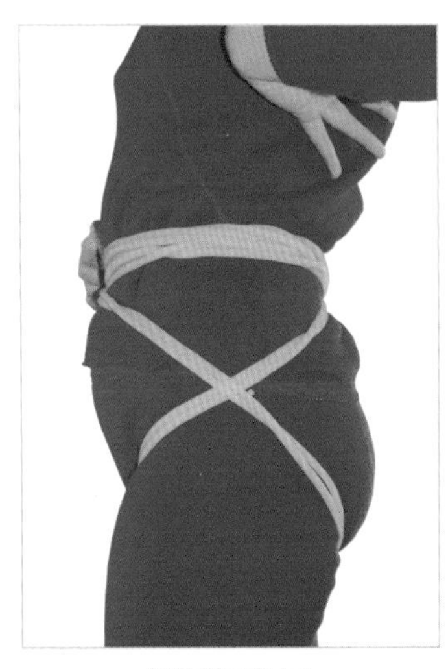

髖部捆紮圖

為陽性。

【病因病機】因運動不適而造成的局部筋腱或韌帶損傷，造成局部出血、無菌性炎症、水腫充血等阻礙氣血運行。

【治療原則】鬆解筋膜，活血通絡，解痙止痛，整骨復位。

【治療方法】操作者在捆紮部位敲打 9 下，3 下為一組，每日 1~2 次。

(1) 局部治療：腰三角筋區、骶筋區、臀筋區，臀外側筋區進行捆紮拍打。

(2) 循經治療：少陽厥陰經的循經捆紮敲打。主要選取膝關節筋區、股內側筋區。

(3) 對症治療：股筋區治療放射性疼痛，小腿筋區治療運動障礙。

【註】人體猶如一座結構複雜的高層大廈，垂直站立時，「大廈」的基座便是骨盆。由於承受體重及運動負荷的需要，腰—髂—髖結構複雜，肌肉韌帶堅強，形成一個穩固的整體連動系統。尤其是骶髂關節處於這個系統的樞紐部位，其關節面吻合牢固，周圍肌肉、韌帶、關節囊堅韌，因此關節活動度很小（微動關節），一般情況下，若非較大外力是不能輕易造成移動、錯位的；另一方面，一旦發生錯位（半脫位多見），則引發一系列病理改變。向上則可影響脊

柱，向下影響下肢，引起常見的腰一臀—腿—足疼痛。七、梨狀肌損傷

七、梨狀肌損傷

【診察要點】

(1) 梨狀肌的腫脹、疼痛，多稱之為「梨狀肌損傷」。

(2) 若引起了同側的坐骨神經痛，則稱之為「梨狀肌損傷綜合徵」。

(3) 梨狀肌肌腹處可有劇烈的壓痛點，並可觸摸到緊張、痙攣的肌腹；患者不敢久站，久坐，不敢做下肢外展外旋運動，交叉腿下蹲，否則，疼痛加劇，睡臥時須擇位，生活中常不能屈膝屈髖，不能自己穿襪子，不能坐低沙發等。

(4) 檢查外展、外旋、下蹲試驗陽性。

【病因病機】

(1) 主要病因是受寒多是在外展、外旋位久蹲久站或負重後從外展外旋蹲位時站起，因用力過猛，造成梨狀肌的水腫、滲出，產生無菌性炎症或緊張、痙攣而引發單純損傷症狀，受寒後局部血液循環變慢，代謝產物堆積，易於造成無菌性炎症的產生。

(2) 慢性勞損或感受風寒濕：工作、生活環境潮濕，長期頻繁活動髖關節或持續保持一種姿勢。

(3) 周圍炎症影響：慢性盆腔炎、腹膜炎、骶髂關節炎等炎症蔓延到梨狀肌，使梨狀肌發炎。

(4) 腰骶椎病變：如腰椎間盤突出，腰椎滑脫等，因腰骶神經受累，體姿變化，骨盆旋轉使梨狀肌在變異的情況下活動而損傷，屬繼發性損傷。

【治療原則】鬆解筋膜，疏經通絡，行氣止疼，活血化瘀。

【治療方法】操作者在捆紮部位敲打 9 下，3 下為一組，每日 1~2 次。

(1) 局部治療：臀筋區、臀外側筋區捆紮敲打。

(2) 循經治療：少陽厥陰經的循經捆紮敲打。主要選取膝關節筋區、股筋區。

(3) 對症治療：骶筋區治療疼痛明顯者，踝筋區治療放射痛。

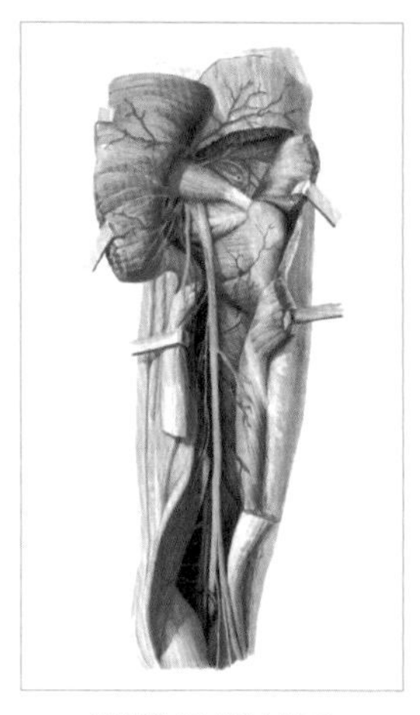

梨狀肌解剖圖

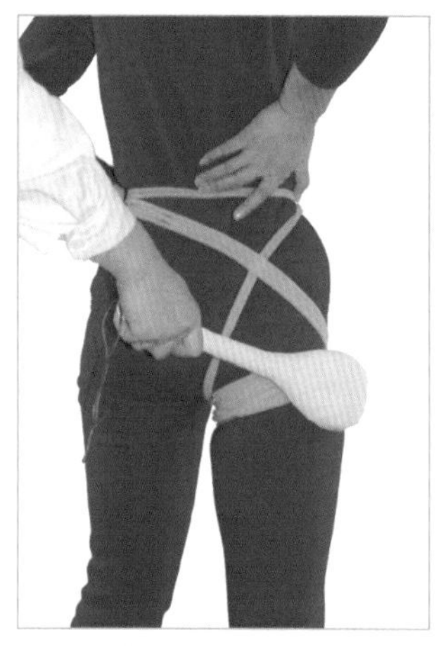

梨狀肌捆紮圖

八、膝韌帶損傷

【診察要點】症狀疼痛較重，痛位局限性強，呈現酸痛或脹痛，多數不影響膝關節的屈伸運動，內側副韌帶損傷時，壓痛位於股骨或脛骨內側髁，外側副韌帶損傷時，壓痛位於股骨外上髁或腓骨小頭。

【病因病機】

(1) 膝韌帶損傷多發生在外傷後或慢性勞損後，膝關節韌帶豐富，在內外兩側分別有內側副韌帶及外側副韌帶，在關節內另有前後交叉韌帶，以加強膝關節的活動並維持其穩定性。

(2) 膝關節在側向受力時，極易發生撕裂傷，由於膝關節存在輕度的生理性外翻，所以內側副韌帶損傷的機會更多；由於骨質增生等原因，造成膝關節面不平衡，導致側副韌帶受到長期持續的牽拉，從而產生慢性牽拉傷。

【治療原則】鬆解筋膜，疏經通絡，滑利關節。

【治療方法】操作者在捆紮部位敲打 9 下，3 下為一組，每日 1~2 次。

(1) 局部治療：阿是穴捆紮敲打。

(2) 循經治療：足三陰三陽經的循經捆紮敲打。主要選取膝關節筋區、踝關節筋區。

(3) 對症治療：股筋區治療內收障礙，小腿筋區治療屈伸障礙。

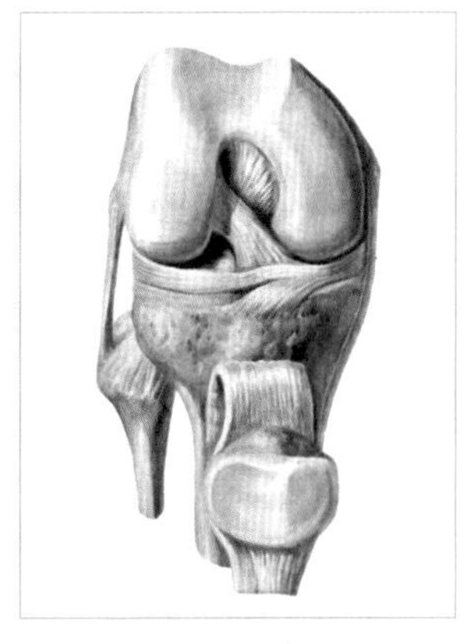

膝韌帶解剖圖

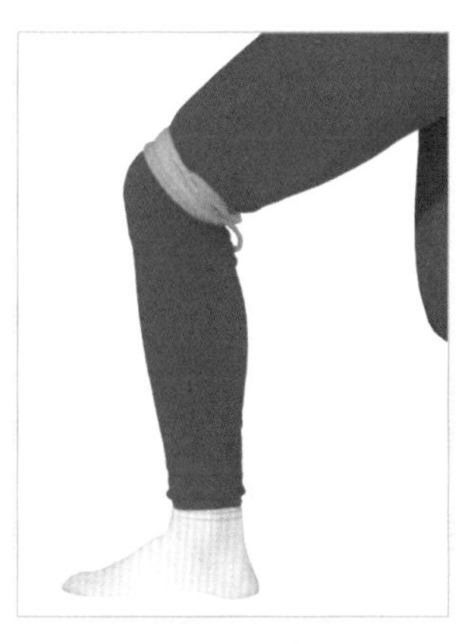

膝關節捆紮圖

九、股四頭肌挫傷

【診察要點】有明顯的外傷史。傷後局部腫脹、疼痛明顯，膝關節活動受限，傷部有瘀斑，壓痛劇烈。血腫大者，可觸到局部波動感。血腫機化時，局部發硬。抗阻伸膝試驗陽性。

【病因病機】常由於直接暴力作用於大腿前部所致。重者可有肌肉斷裂，或廣泛性出血形成較大血腫，血腫機化後可發生鈣化或骨化性肌炎。

【治療原則】鬆解筋膜，疏經通絡，活血祛瘀，消腫止痛。

【治療方法】操作者在捆紮部位敲打 9 下，3 下為一組，每日 1~2 次。

(1) 局部治療：阿是穴捆紮敲打。

(2) 循經治療：足三陽經的循經捆紮敲打。主要選取股筋區、膝關節筋區。

(3) 對症治療：小腿筋區治療屈伸不利者，踝關節筋區治療牽連疼痛者。

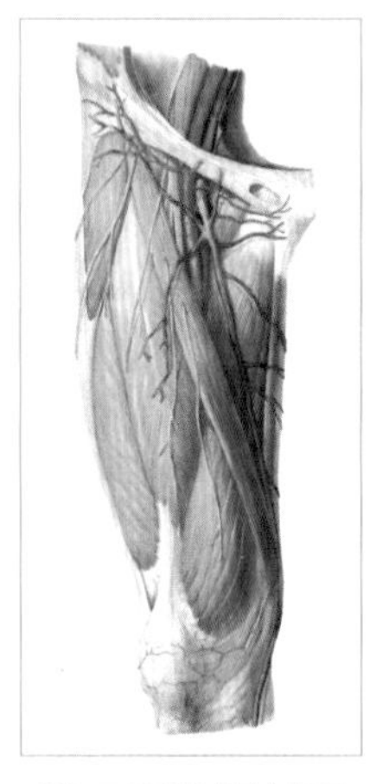

股四頭肌解剖圖

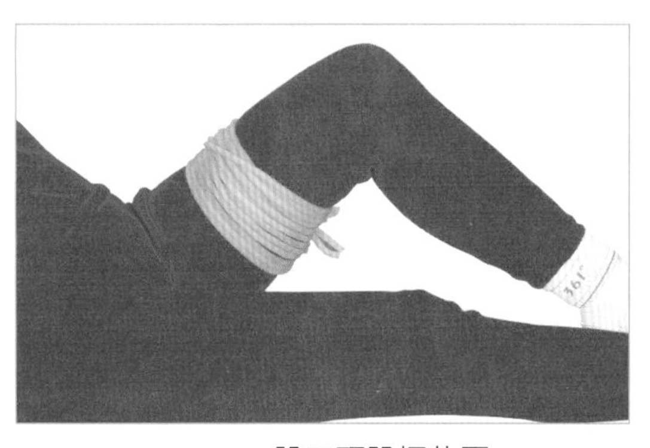

股四頭肌捆紮圖

十、踝關節損傷

【診察要點】主要症狀有疼痛與壓痛，傷後立即出現疼痛，程度多較重，部位因損傷機制不同可位於外側或內側，局部可觸及到明顯的壓痛點；傷後2小時左右出現腫脹，2~3小時達到高峰，可伴有皮下瘀血，青紫等。

內、外翻時可引起疼痛加劇，傷肢不敢用力著地，否則，疼痛加劇，因此出現走路跛行。如伴有錯位，則可出現內、外翻嚴重受限或不敢活動。

【病因病機】多因直接暴力或失足跌倒引起，造成踝關節內外側副韌帶或脛腓聯合韌帶的損傷、出血。嚴重時可造成撕裂傷或合併關節錯位。病久失治誤治、血腫機化、沾黏可引起踝關節功能受限及局部骨膜反應性增厚。

【治療原則】鬆解筋膜，疏經通絡，行氣活血。

【治療方法】操作者在捆紮部位敲打9下，3下為一組，每日1~2次。

(1) 局部治療：採取阿是穴局部持久捆紮方式，24小時之後可以敲打。

(2) 循經治療：足三陽經的循經捆紮敲打。主要選取踝關節筋區。

(3) 對症治療：足底筋區治療放射疼痛，小腿筋區治療不能左右扭轉者。

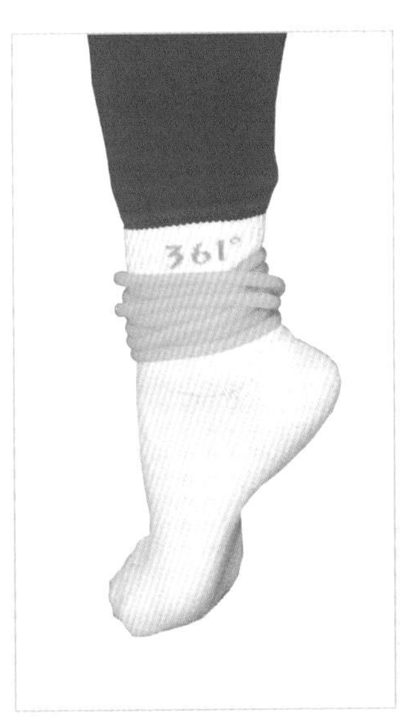

踝關節捆紮圖

十一、跟腱損傷

【診察要點】明顯外傷史，局部壓痛，捏小腿三頭肌試驗陽性。

【病因病機】直接暴力損傷，導致無菌性炎症。

【治療原則】鬆解筋膜，疏經通絡，行氣活血。

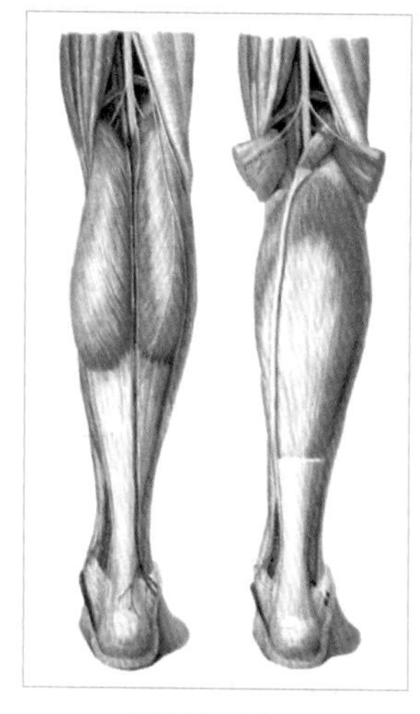

跟腱解剖圖

【治療方法】操作者在捆紮部位敲打 9 下，3 下為一組，每日 1~2 次。

(1) 局部治療：足跟筋區持久捆紮方式。

(2) 循經治療：少陰太陽經的循經捆紮敲打，主要選取踝關節筋區、膝關節筋區。

(3) 對症治療：足底筋區治療牽引疼痛者，小腿筋區治療不能屈伸者。

十二、頸椎病

【診察要點】

(1) 頸椎病又稱頸椎綜合徵。由於頸椎間盤變性導致病變節段不穩定，或外傷等因素造成椎間盤突出、骨質增生，刺激或壓迫鄰近的神經與其他組織，引起一系列臨床症狀。

(2) 神經根型：先有頸痛及頸部發僵，繼而有肩痛及上肢放射痛；脊髓型：急性發病常是外傷性的椎間盤突出所致，可出現截癱或偏癱；椎動脈型：常訴頭昏、眩暈、甚至猝倒；交感型：臨床表現較複雜，常見有偏頭痛、枕後痛。

【病因病機】

(1) 頸椎活動度較大且活動較多，易發生慢性勞損，椎間盤及骨關節逐漸發生退行性變。外傷後的繼發性改變與年齡、內分泌因素等有關。

(2) 椎間盤突出與骨質增生，致椎間孔與椎管狹窄，刺激與壓迫神經根、脊髓、椎動脈。

(3) 椎間盤變性，導致相應節段不穩定、骨質增生或加以其他因素，刺激交感神經，引起血管痙攣，從而影響到脊髓及椎動脈血供。

(4) 外傷後軟組織無菌性炎症反應也可對神經及脊髓產生刺激。

【治療原則】鬆解筋膜，疏經通絡，行氣活血，整骨復位。

【治療方法】操作者在捆紮部位敲打 9 下，3 下為一組，每日 1~2 次。

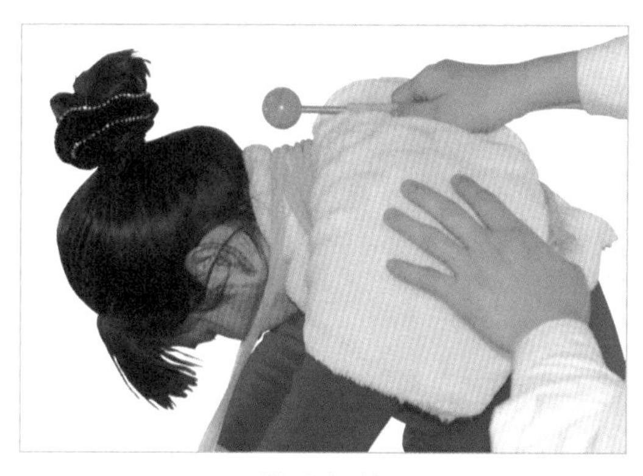

頸椎病捆紮圖

(1) 局部治療：頸側筋區、頸後筋區捆紮敲打。

(2) 循經治療：六陽經的循經捆紮敲打。主要選取枕筋區、頂筋區、華佗夾脊區。

(3) 對症治療：岡上筋區治療神經根型，鎖骨下筋區治療椎動脈型。

十三、肩周炎

【診察要點】

(1) 肩周炎，又名五十肩、肩凝證，中醫稱漏肩風，是中老年常見病之一。

(2) 發病緩慢，病程較長，一般半年以上。肩部隱痛或劇痛，疼痛可放射至頸部或上臂。夜間疼痛加重，甚至夜不能眠。檢查見肩部肌肉萎縮，在結節間溝、大結節、肩峰下滑囊、肩胛骨內角、岡下窩處有壓痛。

【病因病機】肩關節周圍的肌肉、肌腱、韌帶、滑囊、關節囊等軟組織發生無菌性炎症，有充血、滲出、水腫、沾黏等改變，導致肩關節疼痛及功能障礙。

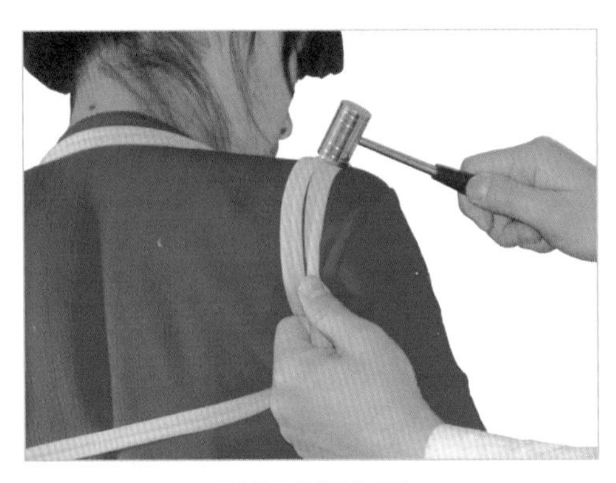

肩周炎捆紮圖

【治療原則】鬆解筋膜，疏經通絡。

【治療方法】操作者在捆紮部位敲打 9 下，3 下為一組，每日 1~2 次。

(1) 局部治療：採用肩部持久捆紮方式。

(2) 循經治療：手三陰三陽經的循經捆紮敲打。主要選取岡上筋區、肩關節筋區。

(3) 對症治療：上臂筋區治療上臂牽引疼痛，肘筋區治療運動障礙明顯者。

十四、落　枕

【診察要點】落枕的主要症狀有醒後發現一側頸肩部肌肉僵硬、酸脹、疼痛，程度可輕可重。嚴重時可向頭部及上肢放射，病位以斜方肌、胸鎖乳突肌為主，可波及提肩胛肌，頭頸夾肌及菱形肌等；頸肩部壓痛廣泛、彌散，可觸摸到緊張痙攣的胸鎖乳突肌、斜方肌、肩胛骨內側緣及肩胛內上角常有壓痛；頸椎功能活動受限，頭歪向患側，下頜指向健側，前屈後仰及轉側困難，患者常以腰椎旋轉功能代償頸椎的旋轉功能。

【病因病機】

(1) 落枕多係睡姿不良，感受風寒或頸椎原有疾患的復發，使頸椎小關節錯縫合併肌腱牽拉傷較為嚴重，於睡醒時發現頸部不能自如轉動，呈被動體位。

(2) 落枕是睡眠過程中，頸部肌肉完全放鬆，當姿勢不正確時，可導致頸部肌肉受到慢性靜力性牽拉傷，造成局部水腫、滲出，產生無菌性炎症。也可以在睡眠中頸部肌肉

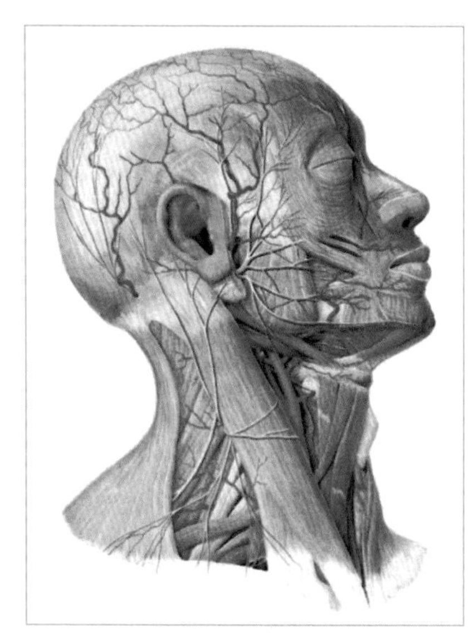

頸部解剖圖

完全鬆弛，翻身時頸肌不協調用力，可擠推或牽拉頸椎，造成頸椎小關節錯位，同時伴有受寒導致血液循環障礙，影響代謝產物的排出，影響頸肌的舒縮功能，從而誘發或加重病情。

【治療原則】鬆解筋膜，解痙止疼，整骨復位。

【治療方法】操作者在捆紮部位敲打 9 下，3 下為一組，每日 1~2 次。

(1) 局部治療：頸側筋區、頸後筋區捆紮敲打。

(2) 循經治療：六陽經的循經捆紮敲打。主要選取枕筋區、腕筋區。

(3) 對症治療：岡上筋區治療不能屈伸者，肩筋區治療不能扭轉者。

十五、網球肘（肱骨外上髃炎）

【診察要點】長期、持續、反覆作肘、腕關節屈伸活動者，易患網球肘。男性多於女性，右側常見。病人有明顯的職業特點或近期上肢勞損史。肘關節外側酸痛，可向前臂反射，病肢乏力。檢查在肱骨外上髁至橈骨小頭範圍內，有局限性壓痛點。

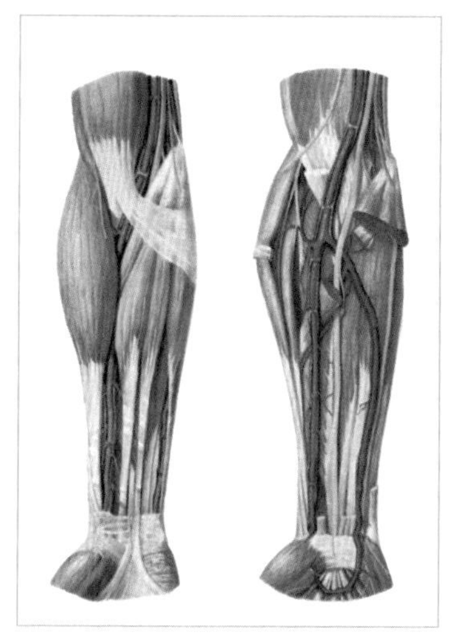

肘部解剖圖

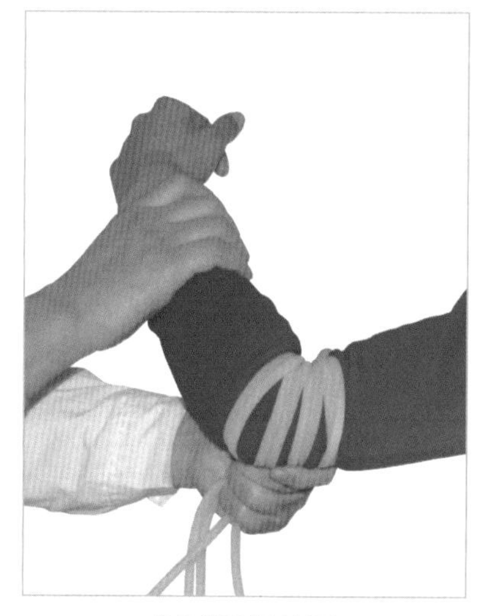

網球肘捆紮圖

【病因病機】本病多見於長期從事手工操作的人，或從事過某種頻繁的上肢活動者，發病與慢性勞損使得附著部位的軟組織牽扯發生損傷，產生急性無菌性炎症，引起局部出血、滲出、沾黏，甚至關節滑囊嵌入肱橈關節間隙中從而引發疼痛，導致伸腕、伸指功能障礙。

【治療原則】鬆解筋膜，疏經通絡，活血化淤，行氣止痛。

【治療方法】操作者在捆紮部位敲打 9 下，3 下為一組，每日 1~2 次。

(1) 局部治療：肘筋區捆紮敲打。

(2) 循經治療：陽明太陰經的循經捆紮敲打。主要選取腕筋區、前臂筋區。

(3) 對症治療：肩筋區治療運動障礙者，上臂筋區治療疼痛明顯者。

十六、腕腱鞘炎

【診察要點】

(1) 鞘管內層為滑膜，可使肌腱在內滑動；外層為纖維鞘，兩側附著於骨面。關節活動時，鞘管有防止肌腱向外彈射及向兩側滑動的作用。在彈射力最大的部位，鞘管壁增厚形成韌帶，引起滑車的作用。

(2) 常見橈骨莖突狹窄性腱鞘炎、手部指屈肌腱狹窄性腱鞘炎等。檢查見局部稍有腫脹和壓痛，有時可觸及小結節。腕及拇指活動稍受限。

【病因病機】關節頻繁活動，肌腱在鞘管內長期反覆摩擦，滑膜及纖維鞘可能出現充血、滲出、水腫及增殖等無菌性炎症改變。肌腱與管壁可發生沾黏，甚至發生肌腱梭形腫大和腱鞘狹窄，造成其滑動受阻。

【治療原則】鬆解筋膜，行氣活血，通絡止痛。

【治療方法】操作者在捆紮部位敲打 9 下，3 下為一組，每日 1~2 次。

(1) 局部治療：腕筋區、前臂筋區捆紮敲打。

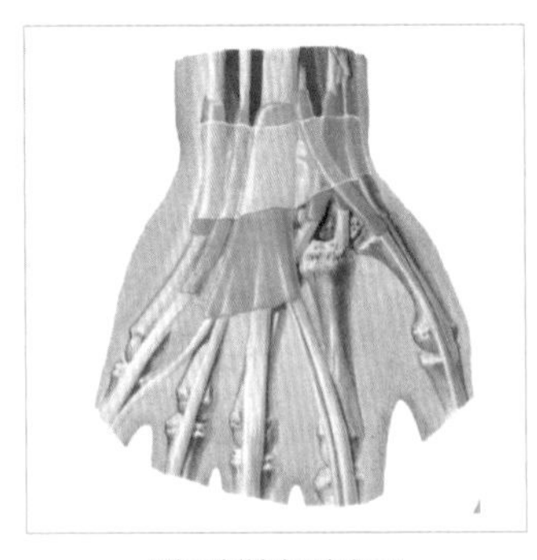

腕腱鞘解剖圖

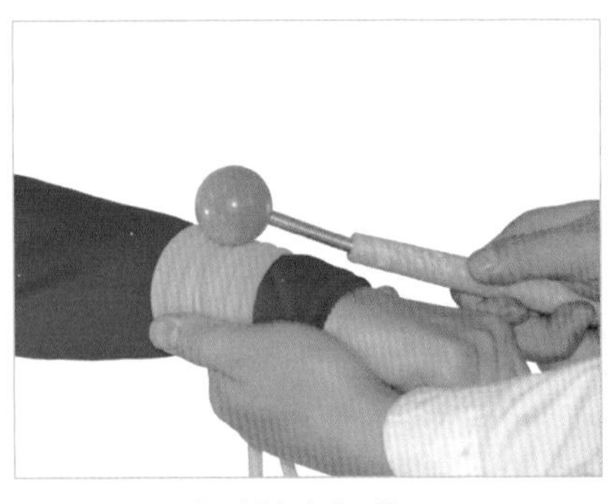

腕腱鞘炎捆紮圖

(2) 循經治療：手三陰三陽經的循經捆紮敲打。主要選取上臂筋區、肘筋區、指掌關節筋區。

(3) 對症治療：阿是穴區治療局部疼痛明顯者，囊腫明顯者可用針刺治療。

十七、腕管綜合徵

【診察要點】

(1) 正中神經在腕管內受到壓迫與刺激，出現相應的臨床表現，稱腕管綜合徵。

腕管是一個較大的骨—韌帶隧道，底面及兩側由腕骨組成，上面橫跨腕橫韌帶。腕管內有拇長屈肌腱，其他各指的指深、淺屈肌及正中神經透過。

(2) 表現為手掌面橈側、拇指、中指、環指和無名指橈側有發麻、疼痛，並放射至臂部。症狀夜間加重，活動及甩手後減輕。屈腕試驗，疼痛迅即加重。

【病因病機】

(1) 任何使腕管內容物增多、增大或使腕管容積縮小的因素，都可造成對正中神經的壓迫與刺激。

(2) 急慢性勞損造成的腕橫韌帶增厚、腕管內的滑膜、肌腱及受壓區神經鞘膜發生充血、水腫、沾黏及纖維組織增生等。

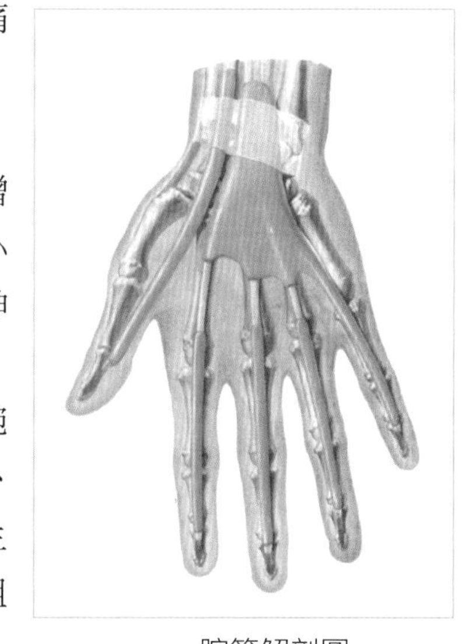

腕管解剖圖

【治療原則】鬆解筋膜，疏經通絡，行氣活血。

【治療方法】操作者在捆紮部位敲打 9 下，3 下為一組，每日 1~2 次。

(1) 局部治療：腕筋區、指掌關節筋區捆紮敲打。

(2) 循經治療：手三陽經的循經捆紮敲擊。主要選取前臂筋區、肘筋區。

(3) 對症治療：上臂筋區治療放射疼痛，肩筋區治療運動障礙。

十八、腰椎間盤突出症

【診察要點】

(1) 腰椎間盤突出是指腰椎間盤的纖維環破裂和髓核組織的突出，刺激與壓迫硬脊膜及相應部位的神經根，引起一系列的症狀和體徵。

(2) 症狀為腰痛、坐骨神經痛、疼痛區有麻木感，椎間盤壓迫硬脊膜及神經根所致。

(3) 體徵：腰部畸形、腰部活動受限、直腿抬高試驗陽性，屈頸試驗陽性。

(4) 腰椎核磁檢查確診很容易。

【病因病機】

(1) 椎間盤缺少血供，人體站立和勞動承受著較大的壓力和旋轉應力。成年後椎間盤發生退變，水分減少，彈性降低，是椎間盤破裂的內在因素。

(2) 腰部急慢性損傷，特別是彎腰負荷時，髓核向後移動，後方纖維環受到強大擠壓而破裂。下腰椎負荷大，活動範圍大，故腰椎間盤突出多發生在腰 4 至腰 5、腰 5 至骶 1。

(3) 分為側突型：突出椎間盤位於中線偏外及神經根前方，往往壓迫同側一條神經根，此型常見；中央型：突出椎間盤位於中線上，可壓迫兩側神經根及馬尾神經；外側型：突出椎間盤位於神經根外側及小關節處，壓迫同側一條或兩條神經根。

【治療原則】鬆解筋膜，疏經通絡，行氣活血，整骨復位。

【治療方法】操作者在捆紮部位敲打 9 下，3 下為一組，每日 1~2 次。

(1) 局部治療：腰骶筋區持久捆紮方式。

(2) 循經治療：少陰太陽、任督二脈經的循經捆紮敲打。主要選取腰三角筋區、膝關節筋區、華佗夾脊區。

(3) 對症治療：臀筋區治療前後屈伸困難者，腹深層筋區治療左右扭轉困難者。

十九、腰肌筋膜炎

【診察要點】

(1) 局部酸沉乏力是本病的主要症狀。呈現反覆發作、長期、慢性的臨床過程。

(2) 重者不能忍受，活動受限，遇熱緩解。疼痛部位多是背部、肩胛骨之間、腰 3 至腰 5 兩側骶棘肌或臀部。檢查時受累部位有壓痛，較局限，皮膚麻痹，肌肉輕度萎縮，有時可觸及肌筋膜結節、肌緊張，重壓有酸痛感。

【病因病機】

(1) 腰筋膜是全身最厚、最大、最堅韌的致密結締組織之一，分淺、深兩層形成骶棘肌的肌纖維鞘。向上附著於第十二肋下緣，向下附著於髂嵴，向內附著於棘突、横突，向外淺、深兩層筋膜癒合構成腹肌的起始腱膜。腱鞘是全身運動量最大、受力最強的部位，承擔上身重量及肩負重之力量，均要由該腰筋膜傳遞到下肢樞紐，該部又是全身骨性組織最薄弱之處，也是發病率最高、症狀最重之處。

(2) 由於活動頻繁，在動、靜力勞損下，內壓增高，靜力勞損使細胞膜離子轉運失衡，而產生負離子蓄積產生靜電吸附而產生反射性症狀和連續性症狀，也叫「骨膜效應」和「筋膜效應」症狀。

【治療原則】鬆解筋膜，溫經散寒，解痙止痛。

【治療方法】操作者在捆紮部位敲打 9 下，3 下為一組，每日 1~2 次。

(1) 局部治療：臀筋區、腰三角筋區進行捆紮敲打。

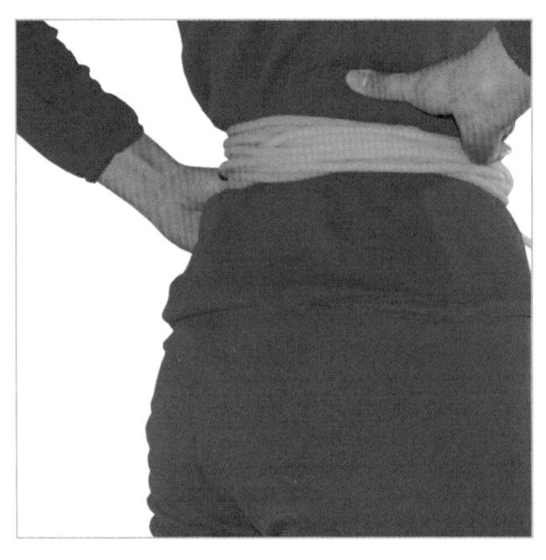

腰部捆紮圖

(2) 循經治療：陽明太陰經的循經捆紮敲打。主要選取髁筋區、膝關節筋區、華佗夾脊區。

(3) 對症治療：臀外側筋區治療腰疼不能扭轉者，腹深層筋區治療腰疼不能俯仰者。

二十、腰椎椎管狹窄

【診察要點】腰椎椎管狹窄症是指腰椎管因某些因素發生骨性和纖維結構的異常，導致一處或多處管腔狹窄，壓迫硬脊膜與神經根出現臨床症狀。

【病因病機】

(1) 一般先天性腰椎椎管狹窄症沒有症狀，只有後天性大部分才有症狀，多因損傷椎間盤退變及向後膨出，椎體後緣及椎弓的骨質增生，小關節肥大與內聚，硬脊膜外血管異常及脂肪炎性水腫。

(2) 血栓粒子論，多因血液黏稠度或者血沉過高，造成脊髓毛細血管阻塞而得疾病。

【治療原則】鬆解筋膜，疏經通絡，溶栓治療。

【治療方法】操作者在捆紮部位敲打 9 下，3 下為一組，每日 1~2 次。

(1) 局部治療：腰骶部筋區捆紮敲打（參見 146 頁圖）。

(2) 循經治療：少陰太陽經、任督二脈的循經捆紮敲打。主要選取尾椎筋區、臀外側筋區、腰三角筋區。

(3) 對症治療：腹深層筋區治療血管阻塞明顯者，膝關節筋區治療放射雙下肢疼痛者。

二十一、腰椎滑脫

【診察要點】

(1) 由於先天或後天的原因，一個腰椎的椎體相對與鄰近的腰椎向前滑移。

(2) 核磁共振診斷可以清晰的顯示出來，發生腰椎滑脫後，患者可以沒有任何症狀，僅僅在是拍片時發現；也可能會出現各種相關症狀，如腰痛、下肢疼痛、麻木、無力，嚴重時可出現大小便異常。

【病因病機】

(1) 因各種過度的機械應力引起，誘因包括搬運重物、舉重、足球、體育訓練、外傷、磨損和撕裂。

(2) 還有一種腰椎滑脫是退行性的，即由於腰椎各種結構老化而發生結構異常，多通常伴有腰椎管狹窄。

【治療原則】鬆解筋膜，整骨復位。

【治療方法】操作者在捆紮部位敲打 9 下，3 下為一組，每日 1~2 次。

(1) 局部治療：腰部筋區持久捆紮方式。

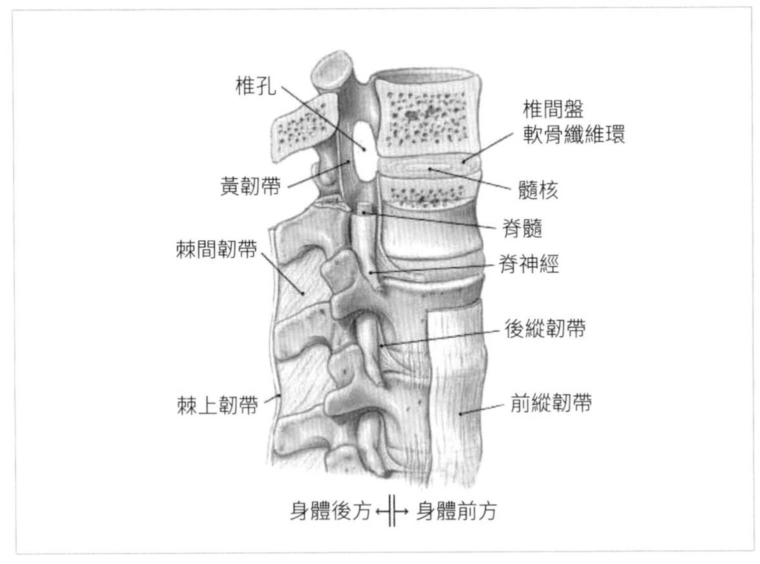

腰椎解剖圖

(2) 循經治療：少陰太陽經和任督脈循經捆紮敲擊。主要選取腰骶筋區、膝關節筋區、華佗夾脊區。

(3) 對症治療：臀筋區治療雙側疼痛者，腰三角筋區治療伴隨椎管狹窄者。

二十二、腰 痛

【診察要點】

(1) 腰部一側或兩側的疼痛。是病人的一種自覺症狀。臨床上可以單獨出現，也可併發於其他疾病過程中。腰為腎之府，腰痛和腎至為密切。

(2) 發生腰痛的原因，包括外感和內傷兩方面。感受寒濕、濕熱之邪，阻滯脈絡，氣血運行不暢，由外邪侵犯腰部之經絡、肌肉、筋骨而致腰痛。或年老體衰，久病體虛，或稟賦不足，或肩勞過度，致使腎精虧損，不能濡養經脈而發生內傷腰痛。至於跌仆閃挫，損傷筋脈，以致氣滯血瘀，亦可導致腰痛，此雖屬傷科範疇，但必須詳為鑒別；若屬他病影響，而伴隨腰痛者，他病去，則腰痛自除。

【病因病機】

(1) 風寒濕邪：邪留腰脊，以致經脈滯塞，氣血運行不暢，而產生腰痛。此即《金匱要略》所云：「身勞汗出，夜裡冷濕，久久得之。」

(2) 腎精虧損：素體腎氣不足，或年老體衰，或久病體虛，或房勞過度等，致使腎臟精血虧損，無以濡養經脈，而發生腰痛。此即《素問•脈要精微論》所說：「腰者腎之府，轉搖不能，腎將憊矣。」

(3) 氣滯血瘀：多因跌仆閃挫，或強力勞損，以致損傷經脈氣血；氣滯血瘀，阻塞脈絡，致使經脈失於濡養，均能發生腰痛。

【治療原則】鬆解筋膜，祛邪通絡，補腎益精，活血化瘀，理氣止痛。

【治療方法】操作者在捆紮部位敲打 9 下，3 下為一組，每日 1~2 次。

(1) 局部治療：臀外側筋區、腰三角筋區捆紮敲打（參見 146 頁圖）。

(2) 循經治療：少陰太陽經的循經捆紮敲打。主要選取膝關節筋區、踝筋區。

(3) 對症治療：腰骶筋區結合治療疼痛甚者，腹深層筋區治療腰疼不能扭轉者。

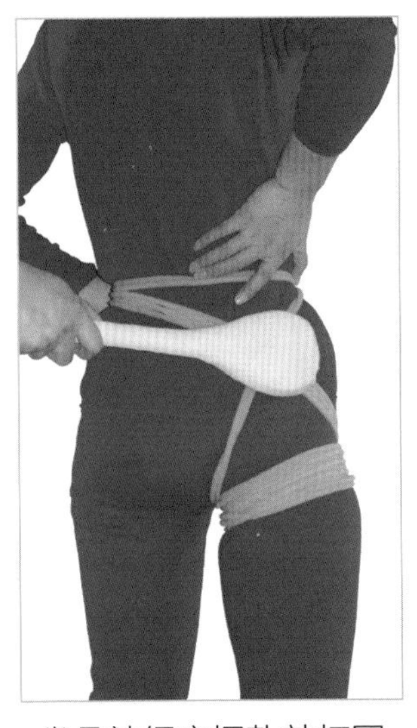

坐骨神經痛捆紮敲打圖

二十三、坐骨神經痛

【診察要點】多數病人有腰部疼痛感，腰痛程度輕重不一，嚴重者可影響翻身坐立。一般運動後症狀減輕，咳嗽、噴嚏或大便時用力均可使疼痛加劇，一側下肢坐骨神經區域放射痛，是本病的主要症狀，疼痛由臀部開始，逐漸放射於大腿後側、外側、下側、小腿後側、外側、下側，有的可發展足背外側，足跟或足底，影響站立和行走。

【病因病機】坐骨神經痛是由於腎氣虧虛不能榮於外府，起居不慎，負重閃挫，傷及筋絡關節，關節不利，或由於風寒濕邪客於經絡，經氣常阻，遷延日久，氣凝而至血凝，筋脈失養而成，造成椎間盤突出壓迫神經所致等。

【治療原則】鬆解筋膜，鬆解沾黏，整復關節，解痙止疼。

【治療方法】操作者在捆紮部位敲打 9 下，3 下為一組，每日 1~2 次。

(1) 局部治療：臀筋區、臀外側筋區捆紮敲打。

(2) 循經治療：足三陽經的循經捆紮敲打。主要選取腰三角筋區、腕筋區、股筋區。

(3) 對症治療：膝關節筋區治療運動障礙，小腿筋區治療放射疼痛。

二十四、髕滑囊炎

【診察要點】髕滑囊炎臨床多見，常見於外傷或勞損之後，以受刺激的滑囊滑液增多，滑囊腫大為主要臨床特徵。

【病因病機】多出現在外傷及感染之後，慢性者多發生在膝關節長期、反覆的屈伸活動之後。膝關節的劇烈運動或反覆摩擦、壓迫、造成髕上滑囊的機化、肥厚，從而出現腫脹、膨隆。

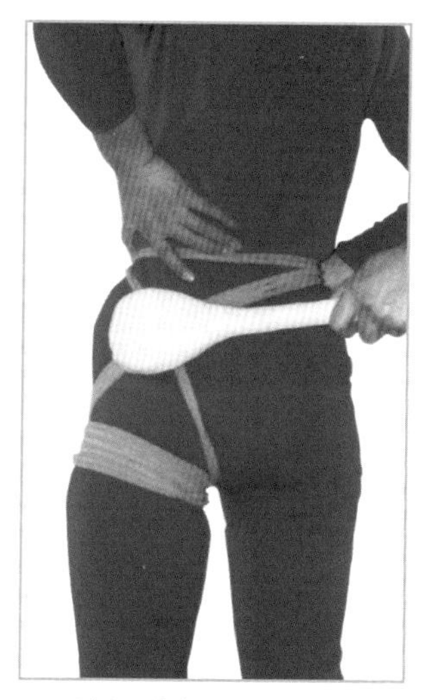

髕滑囊捆紮敲打圖

【治療原則】鬆解筋膜，疏經通絡，消腫止疼。

【治療方法】操作者在捆紮部位敲打9下，3下為一組，每日1~2次。

(1) 局部治療：膝關節筋區進行捆紮敲打。

(2) 循經治療：足三陽經的循經捆紮敲打。主要選取股筋區、小腿筋區。

(3) 對症治療：踝關節筋區治療腫脹明顯者。

二十五、足跟痛

【診察要點】

(1) 足跟痛是臨床常見的一種症狀，可由多種疾病引起，如局部疼痛、腫脹、壓痛。

(2) 足部X光片可了解骨刺存在情況。

【病因病機】慢性損傷可致蹠腱膜無菌性炎症。跟骨骨刺是由蹠腱膜、蹠屈肌、跟腱的反覆牽拉性刺激，在其跟

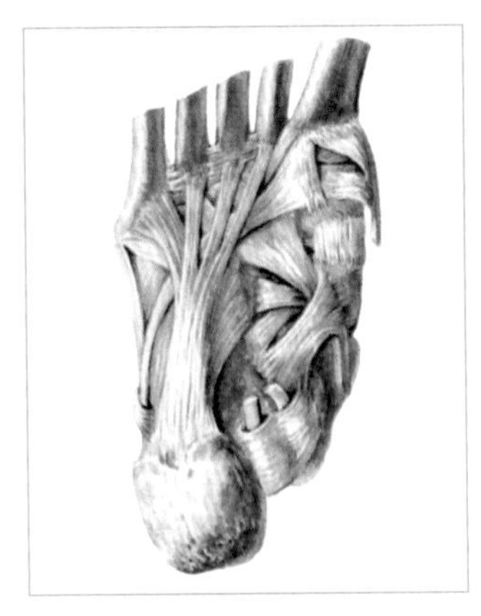

足跟痛解剖圖

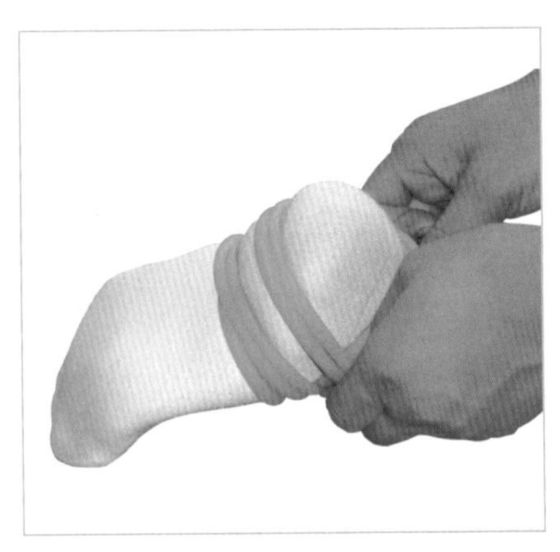

足跟痛捆紮圖

骨附著處出現無菌性炎症，局部充血、滲出、機化、鈣化，最後導致骨刺形成。

【治療原則】鬆解筋膜，疏經通絡，活血化瘀。

【治療方法】操作者在捆紮部位敲打 9 下，3 下為一組，每日 1~2 次。

(1) 局部治療：足跟筋區、足底筋區捆紮敲打。

(2) 循經治療：太陽少陰經的循經捆紮敲打。主要選取小腿筋區、踝關節筋區。

(3) 對症治療：頸後筋區治療足跟痛引起行走困難者。

二十六、頭　痛

【診察要點】

(1) 頭痛不是一個獨立的疾病，往往是某些疾病的一種主要表現。

(2) 引起頭痛的原因是外感和內傷所致，故又分為因感受風寒、風熱、風濕等引起的外感頭痛；因肝陽上亢、痰濁、氣虛、血虛、腎虛等引起的內傷頭痛。

(3) 緊張性、疲勞性頭疼。

【病因病機】

(1) 頭部經脈運行受阻，導致氣血運行不暢而致疼痛。

(2) 風寒頭痛項強，風熱頭目脹痛，風濕頭痛如裹，肝陽上亢偏頭痛且脹，痰濁頭痛昏蒙，氣血虧頭痛綿綿，瘀血頭痛如錐刺。

【治療原則】鬆解筋膜，疏經通絡，行氣活血，祛風散寒。

【治療方法】操作者在捆紮部位敲打9下，3下為一組，每日1~2次。

(1) 局部治療：耳額筋區，顳筋區，枕筋區，頂筋區，面筋區叩擊敲打。

(2) 循經治療：六陽明經的循經捆紮敲打，主要選取腕筋區和手指足趾筋區。

(3) 對症治療：頭頂筋區治療疼痛甚者，頸後筋區治療疼痛引背者。

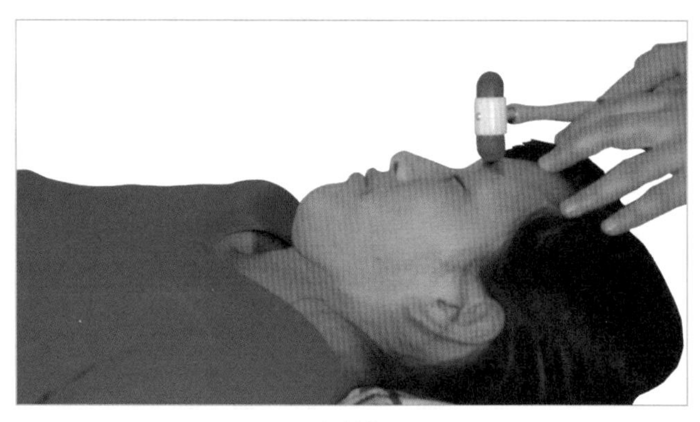

頭痛敲打圖

二十七、眩　暈

【診察要點】

(1) 病人自覺周圍景物旋轉或自身旋轉，二者常同時並見，故統稱「眩暈」。本病輕者閉目即可停止，重者如坐舟車，眩暈不能站立，嚴重的可伴有噁心、嘔吐、出汗、昏倒等症狀。

(2) 高血壓，腦動脈硬化，內耳眩暈症以及貧血、低血壓病、神經衰弱所引起的眩暈症。

【病因病機】

(1)《黃帝內經》：「諸風掉眩，皆屬於肝。」肝陽上擾、肝陰耗傷，肝火偏亢，風陽升動，上擾清空而發生眩暈。

(2)《金匱要略》：「心下有痰飲、胸脅支滿，目眩。」《丹溪心法》：「無痰不作眩。」主張以「治痰為先」。痰氣交阻，清陽不升，濁陰不降，而致眩暈。

(3)《景岳全書》：「無虛不作眩」，當以治虛為主。腎精不足、不能上髓，髓海不足而發生眩暈。「髓海不足，則腦轉耳鳴。」及「上虛則眩」。

【治療原則】鬆解筋膜，清肝瀉熱，補養氣血，健運脾胃。

【治療方法】操作者在捆紮部位敲打9下，3下為一組，每日1~2次。

(1) 局部治療：耳周筋區、顳筋區、枕筋區叩擊敲打。

(2) 循經治療：厥陰少陽經的循經捆紮敲打。主要選取腕筋區、足部筋區。

(3) 對症治療：肩胛間筋區治療肢麻筋攣者，華佗夾脊區治療消化不良者。

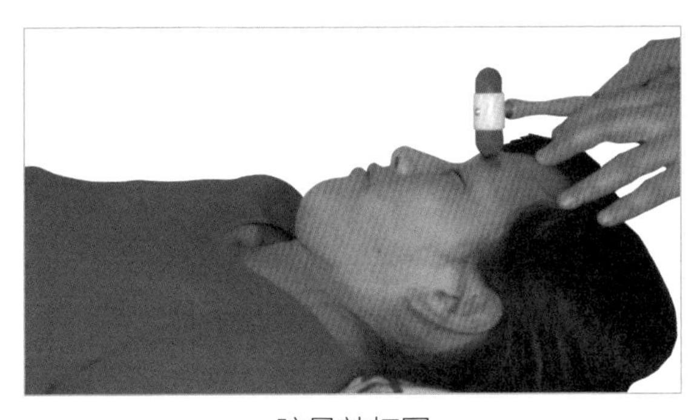

眩暈敲打圖

二十八、感　冒

【診察要點】

(1) 由於風邪侵襲肺衛而致病，故又稱「傷風感冒」。

(2) 多伴隨頭痛、發熱、全身酸痛、背部發緊等。

【病因病機】

(1) 風寒感冒，因寒鬱皮膚而得，氣不得宣洩

(2) 風熱感冒，內熱外寒而得，氣不得宣洩。

【治療原則】鬆解筋膜，辛散解表，宣肺止咳。

【治療方法】操作者在捆紮部位敲打 9 下，3 下為一組，每日 1~2 次。

(1) 局部治療：頭頂筋區、枕筋區叩擊敲打。

(2) 循經治療：陽明太陰經的循經捆紮敲打。主要選取腕筋區、胸骨筋區。

(3) 對症治療：頸後筋區治療頸項強直，手部筋區治療頭痛鼻塞。

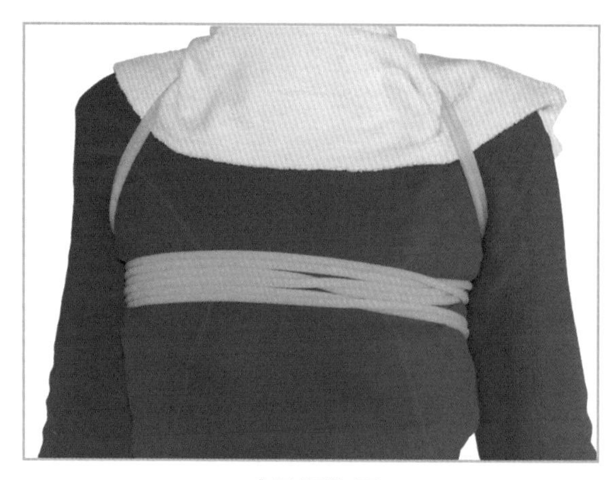

感冒捆紮圖

二十九、失　眠

【診察要點】入睡困難，夜間輾轉反側，不能入睡，或入睡時間短，睡眠淺且多夢易醒，後又不易入睡。患者多有頭暈、耳鳴、乏力、納差、記憶力差、精神不振等症狀。

【病因病機】失眠是指經常不能獲得正常睡眠的一種症狀。中醫稱「不寐」，多因心血虛，或心脾不足，或心腎不交，或陰虛火旺，或痰熱內擾，或肝鬱化火等所致。

【治療原則】鬆解筋膜，健脾安神，滋陰養血，清熱化痰。

【治療方法】操作者在捆紮部位敲打 9 下，3 下為一組，每日 1~2 次。

(1) 局部治療：頭頂筋區、枕筋區叩擊敲打。

(2) 循經治療：任督二脈的循經捆紮敲打。主要選取頸後筋區、肩胛間筋區、華佗夾脊區。

(3) 對症治療：踝筋區治療重度失眠，腕筋區治療間斷性失眠。

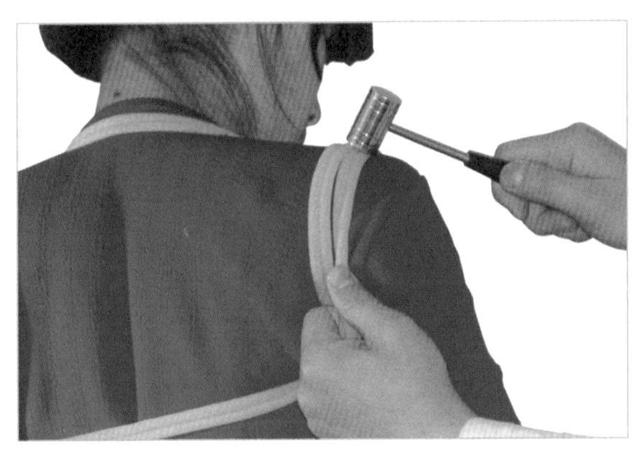

失眠捆紮圖

三十、便　秘

【診察要點】

(1) 便秘是指大便秘結不通，排便時間延長，它是多種急慢性疾病的症狀之一。

(2) 臨床表現為排便時間長，且糞質乾燥，甚至排便困難。可出現頭暈頭痛、腹脹、噯氣、食慾下降、睡眠不安、心煩易怒等症狀。長期便秘可引起痔瘡、肛裂。

【病因病機】凡因燥熱內結，或因氣滯不行，或氣虛傳導無力，或血虛腸道乾澀，或陰寒內結凝滯腸胃等都可導致便秘。

【治療原則】鬆解筋膜，和腸通便，調理脾胃。

【治療方法】操作者在捆紮部位敲打 9 下，3 下為一組，每日 1~2 次。

(1) 局部治療：腹部筋區、臀筋區捆紮之後提缸。

(2) 循經治療：陽明太陰經的循經捆紮敲打。主要選取小腿筋區、華佗夾脊區。

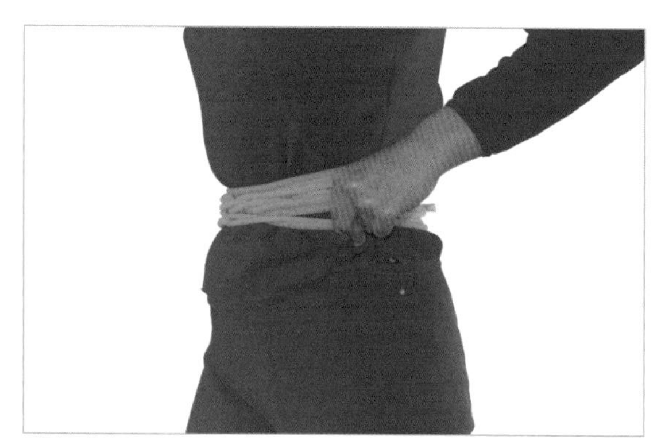

便秘捆紮圖

(3) 對症治療：胸脅筋區治療腹脹，尾椎筋區治療痔瘡、肛裂。

三十一、近　視

【診察要點】在眼的調節靜止狀態下，平行光線的焦點落在視網膜前，謂之近視，中國醫學稱之為「能近怯遠症」。診斷使用視力表或者閱讀書籍的方式，長時間讀寫伴有頭昏腦脹，頭痛流淚等症狀。很容易就可以診斷出來。

【病因病機】

(1) 軸性近視：由於人體發育過程中眼球過度發育，不良的用眼衛生習慣，有可能形成屈光過程。

(2) 屈光性近視：眼睛的屈光系統，中間質的屈光力超出正常度數。其中睫狀肌痙攣，引起晶狀體過度調節，使晶狀體前面突起，臨床上稱為假性近視，以學齡兒童為多見，長期下去可能使眼軸變長演變為軸性近視。

(3) 遺傳近視：係指變性近視，患者有家族遺傳史，一般為高度近視，較難治癒。

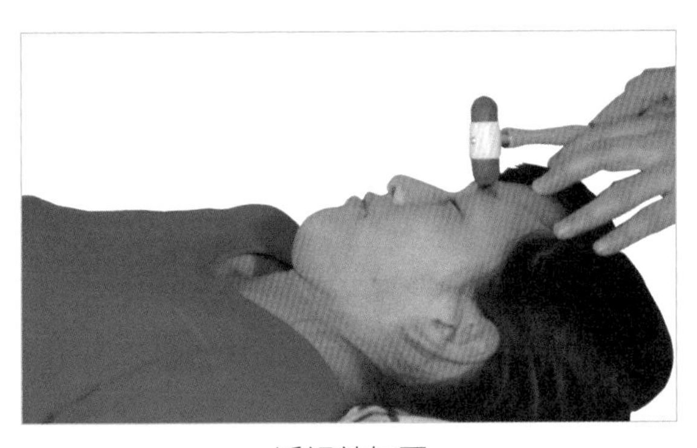

近視敲打圖

【治療原則】滋肝明目，益氣養血，調節眼部經氣為治療原則。

【治療方法】操作者在捆紮部位敲打 9 下，3 下為一組，每日 1~2 次。

(1) 局部治療：眶緣筋區、額筋區叩擊敲打，注意節奏和力度，次數不限，以能承受為度。

(2) 循經治療：厥陰少陽經的循經捆紮敲打。主要選取前臂筋區、膝關節筋區、踝關節筋區。

(3) 對症治療：顳筋區治療偏頭疼，枕筋區治療頭昏沉。

三十二、面神經炎（面癱）

【診察要點】

(1) 面神經在莖乳突孔內的急性非化膿性炎症，引起周圍性面神經癱瘓。

(2) 病側面部表情肌癱瘓、痙攣，於情緒激動或神經緊張時更為明顯。

【病因病機】

(1) 本病是由於外感風寒侵襲面部經絡，以致經氣流行失常，氣血不和，經脈失去濡養，縱緩不收而發病。

(2) 大部分患者常在面頰部受冷風吹襲或著涼而起病，少數患者同時併發急性鼻咽炎。可能由於局部供應神經的血管因受風寒而發生痙攣，使神經組織缺血、水腫、受壓、血液循環障礙而發病。

【治療原則】鬆解筋膜，疏經通絡，行氣活血，祛風散寒。

【治療方法】操作者在捆紮部位敲打 9 下，3 下為一組，每日 1~2 次。

(1) 局部治療：耳周筋區、面筋區、枕筋區叩擊敲打。

(2) 循經治療：陽明太陰經的循經捆紮敲打。主要選取腕筋區、膝關節筋區、華佗夾脊區。

(3) 對症治療：下頜筋區治療口角喎斜，鼻唇溝淺平；額筋區治療額紋消失，眼裂擴大。

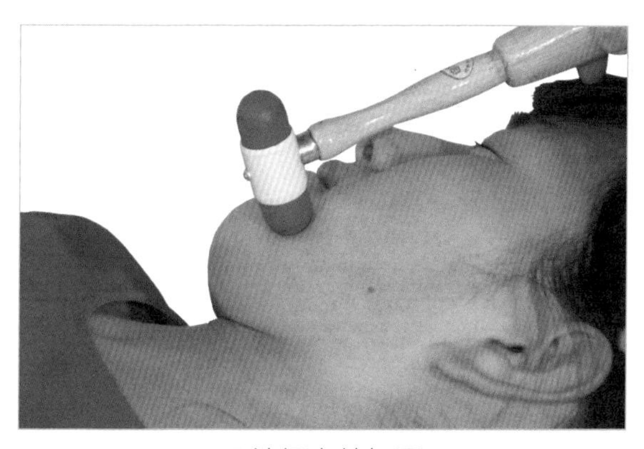

面神經炎敲打圖

三十三、老花眼

【診察要點】

老花眼多由於年老體弱，體內經筋似通非通，眼球老化，使得眼球膨脹，眼睛不能聚焦所致，視物模糊，很容易診斷。

【病因病機】隨著年齡的增加，眼睛也會像腰部、腳部一樣老化、衰弱，老花眼就是身體老化現象之一。其他老化的現象以筋肉為首，身體各部分都失去彈性，變得鬆弛，眼睛的老化是由於水晶球機能減退所致。

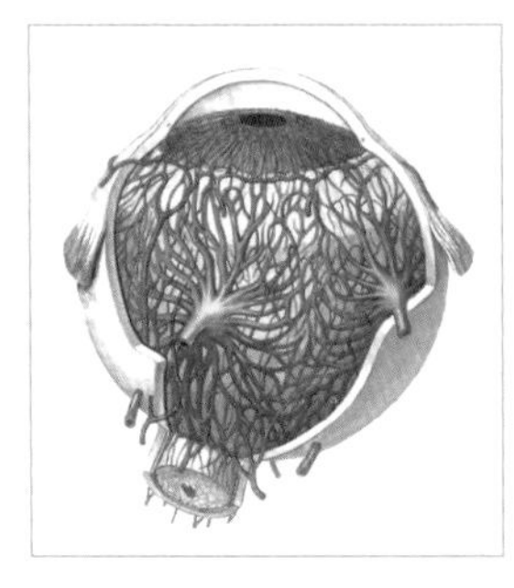

眼解剖圖

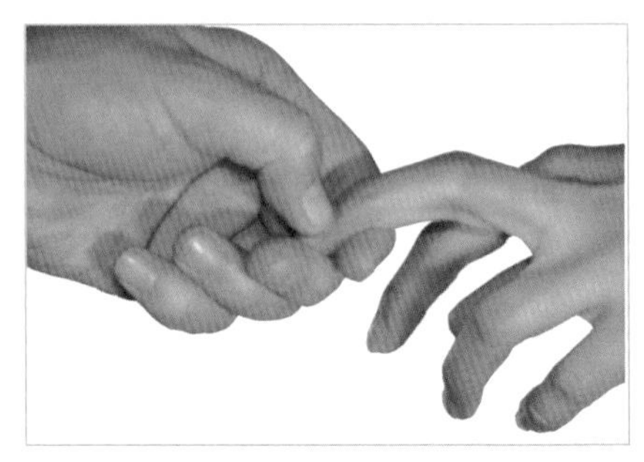

掐十藥穴

【治療原則】鬆解筋膜，疏經通絡，行氣活血。

【治療方法】操作者在捆紮部位敲打 9 下，3 下為一組，每日 1~2 次。

(1) 局部治療：經常掐十藥穴。

(2) 循經治療：陰陽蹻脈的循經捆紮敲打。主要選取踝筋區、膝關節筋區。

(3) 對症治療：眼眶筋區治療頭痛明顯者，顳筋區治療視物模糊者。

三十四、肥胖症

【診察要點】肥胖症診斷很簡單，一般只要體重超出指標，或者體態臃腫即可確診。

【病因病機】單純性肥胖的原因，多因家境富裕，飲食條件好，消化功能強大，心態寬廣而致。

【註】用「勒緊褲腰帶過日子」的方式，注意節食，每月農曆初一、初八、十五、二十三各清腸一次、斷食一天，當天只服用一些水果飲品即可。讓已經「吃傻」的腸胃道休息一天，減少無限制的「腸道垃圾」吸收，從而達到「排

出無形痰飲」、淨化血液、瘦身美體的效果。

【治療原則】收緊筋膜，健脾理氣，祛脂塑形。

【治療方法】操作者在捆紮部位敲打 9 下，3 下為一組，每日 1~2 次。

(1) 局部治療：肥胖部位持久捆紮震動方式。

(2) 循經治療：任督二脈、太陰陽明經的循經捆紮敲打。主要選取腹部深淺筋臀部筋區。

(3) 對症治療：股筋區治療大腿粗壯者，小腿筋區治療小腿粗大者。

【註】現代流行的「木乃伊」捆紮瘦身，就是採用捆紮方式外加皮膚滲透藥物。

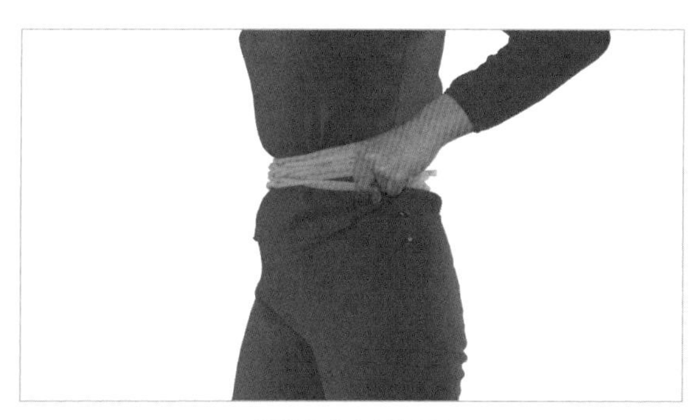

肥胖症捆紮圖

三十五、筋疙瘩

【診察要點】

(1) 多數在下肢突發或者緩慢長大的「筋疙瘩」，大多不疼不癢，不影響關節活動，只是覺得不太舒服；也有感覺到疼痛，或者按壓疼痛的，這些都是「筋結」症狀。凡是疼痛明顯的多診斷為「阿是穴」，疼痛不明顯的診斷為「病灶」。

(2) 要排除下肢靜脈曲張，屈張性攣縮多數為廣泛出現，而筋結多為單個出現。

【病因病機】多由於過勞或用力過度導致經筋損傷產生的局部炎症，經筋自動收縮包裹打結而成。

【治療原則】鬆解筋膜，順筋通絡。

【治療方法】操作者在捆紮部位敲打 9 下，3 下為一組，每日 1~2 次。

(1) 局部治療：阿是穴多次捆紮敲打。

(2) 循經治療：厥陰少陽經的循經捆紮敲打，主要選取膝關節筋區。

(3) 對症治療：踝關節筋區治療牽連疼痛者，股筋區治療屈伸受限者。

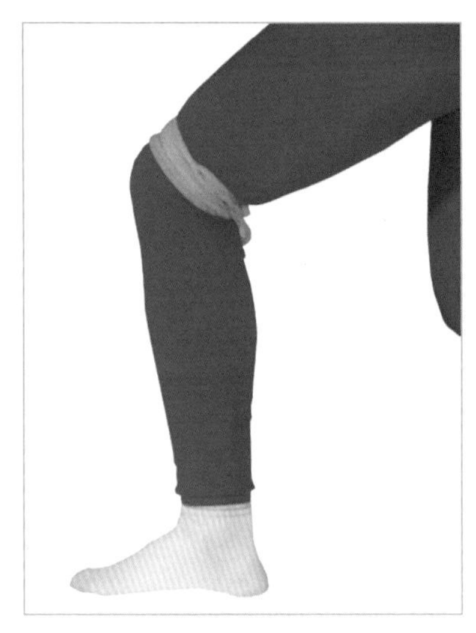

筋結捆紮圖

第 5 章

經筋捆紮輔助療法

一、棒擊療法

棒擊療法簡稱「棒療」。古有「神棒」、「魔棒」、「大棒子」之稱，就是用木棒叩擊患部，以達到治病目的。

（一）製作方法

將細桑枝 12 根（直徑約 0.5 公分，長約 40 公分）去皮陰乾，每根用桑皮紙捲緊，並用線繞紮，然後把 12 根桑枝一起用線紮緊，再用桑皮紙捲緊，並用線紮好，外面裹以布套，封口予以縫合，要軟硬適中（有一定彈性）、粗細合用（用手握之合適，一般直徑約為 4.5 ～ 5 公分）。

（二）作用原理

透過棒擊，能使瘀阻部位之氣血得以暢通，得到打通經絡、行氣活血、舒筋和絡、消除疲勞和解痙鎮痛等作用。在背部進行拍打還有助於痰液的排出。

唐代孫思邈《千金要方・養性》、明代高濂《遵生八箋•延年卻病箋》、明代江瓘《名醫類案》、清代陳士鐸《石室秘錄・摩治法》等書中均有記載。明代李梴《醫學入門》中曾介紹杭州馬湘擅長用竹杖擊打法治病。清代吳謙《醫宗金鑒・整骨心法要旨》中也記有用「振挺」（短木棒）治療傷科疾病的方法。

（三）適應病症

主要適用於關節勞損（尤其是骶骼關節、髖關節、膝關節勞損）、軟組織扭挫傷、曆節風、鶴膝風、支氣管擴張、肺氣腫、肺結核、胃脘痛、失眠以及一些肢體，關節疼痛、痳木、酸脹等為主證的疾病，即類似西醫的頸椎病、腰椎病、類風濕性關節炎、肩周炎、坐骨神經痛、脊椎炎等疾病，均有較好效果。

（四）禁忌及注意事項

對感染性疾病、惡性腫瘤，以及肌膚破損、燙傷、正在出血的部位，不宜採用本療法。

使用棒擊法，用力要適度，由輕漸重，不可用力過猛。對初次接受拍擊療法者，應先使用拍法、捶法等，以後根據情況再逐漸改用棒擊法。

（五）身體各部位棒擊法

1. 軀幹部

(1) 頭部：在患者頭頂部百會穴處擊 3 棒。用以治療頭暈目眩等症。

(2) 頸項部：在患者大椎穴處擊 3 棒。可用以治療背痛、上肢痳木、頭痛、項強等症。

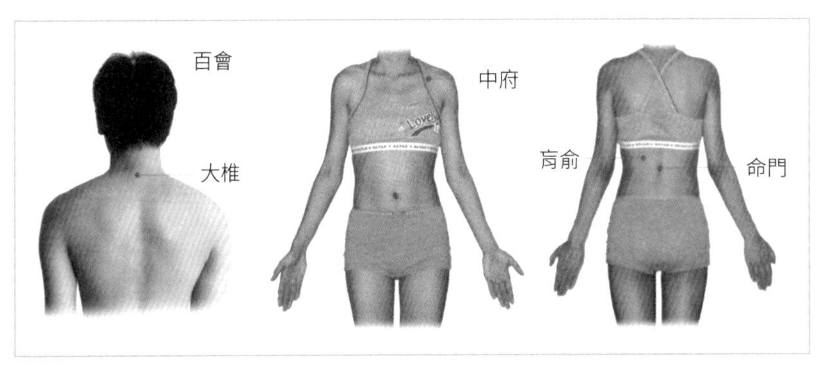

百會、大椎穴　　中府穴　　肓俞、命門穴

(3) 前胸部：在患者兩乳外上方中府穴各擊 3 棒。可以用治療胸痛、胸悶、肩臂活動不利等症。

(4) 背部：在患者左右肓俞穴處各擊 3 棒。可用以治療肩背酸痛、胸悶、胸痛、咳痰不爽等症。

(5) 腰部：在患者腰部命門穴處擊 3 棒。可用以治療腰膝酸痛、腎虛陽痿、小便不利等症。

2. 上肢部

(1) 肩部：在患者左右臂臑穴處各擊 3 棒。可用以治療肩臂酸痛不舉等症。

(2) 上臂部：在患者兩上臂屈側面各擊 3 棒。可用以治療前臂酸痛麻木、上肢活動無力等症。

(3) 前臂部：在患者兩前臂屈側面和伸側面各擊 3 棒。可用以治療前臂酸痛麻木等症。

(4) 手部：患者握拳，在患者左右手拳面各擊 3 棒。可用以治療手指酸痛麻木、活動不利等症。

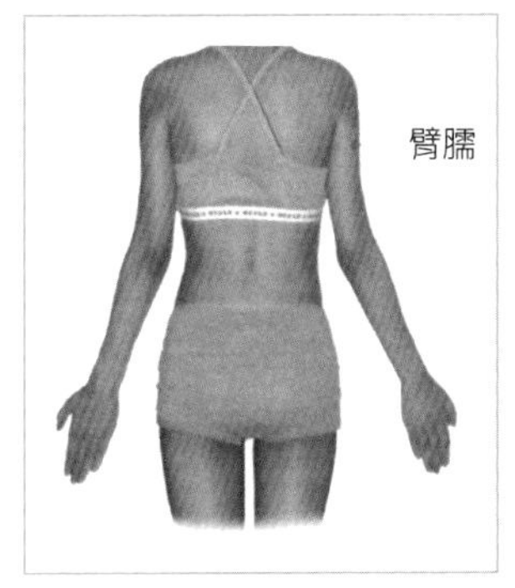

臂臑穴

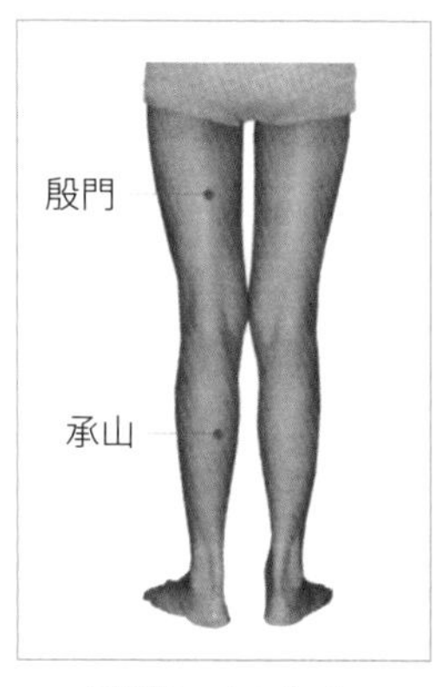

殷門、承山穴

3. 下肢部

(1) 大腿部：患者姿勢同前。在患者左右腿殷門穴處各擊 3 棒。可用以治療腰腿酸痛、痲木、下肢活動無力等症。

(2) 小腿部：患者取弓步（前弓後箭式），用棒擊患者承山穴處，左右腿各 3 棒。可用以治療腰腿酸痛、痲木、頭目昏花等症。

二、推拿療法

（一）推拿心法

1. 陰性手法

一般具有陰性能量的手法都叫做陰性手法，此類手法具有陰柔內收作用，大多作用於人體的外表。如意性手法、水性手法。

陰性手法多用於保健，特別是某些油壓方法經常使用，強調能量的注入，實際上最大的能量就是充分激發人體的性能量。

2. 陽性手法

一般具有陽性能量的手法都叫做陽性手法，此類手法具有剛勁發散的作用，大多作用於人體的內部，如木性手法、金性手法。

特別是東方傳統推拿治療中經常使用，比較注重能量的釋放，實際上最原始的能量就是充分釋放人體組織器官的潛在能量。

3. 中性手法

一般具有中性能量的手法都叫做中性手法，此類手法具有柔和中正的作用，大多作用於人體的肌肉，如土性手法。適用於世界各類按摩之中，特別是嬰兒撫觸按摩。

（二）推拿部位秘法

1. 上肢走圓

上肢的骨骼數目是左右各 32 塊，構成閉合太極形狀和數量，上肢骨骼多符合二合一或者一分為二原則，以圓形運動為主，以技巧為用，所以上肢的推拿手法要充分利用行要圓的水性手法。

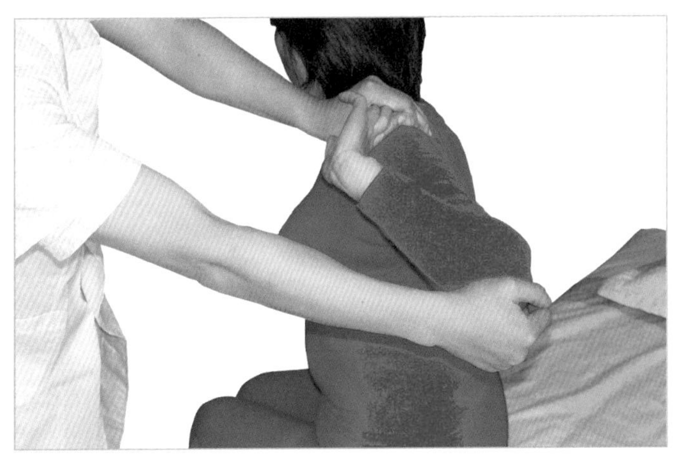

上肢手法

2. 下肢走方

下肢的骨骼數目是左右各 31 塊，構成開放太極形狀和數量，下肢骨骼多符合三和為一或一分為三，其功能以方形運動為主，以力量為用，所以下肢的推拿手法要充分利用散要方的木性手法。

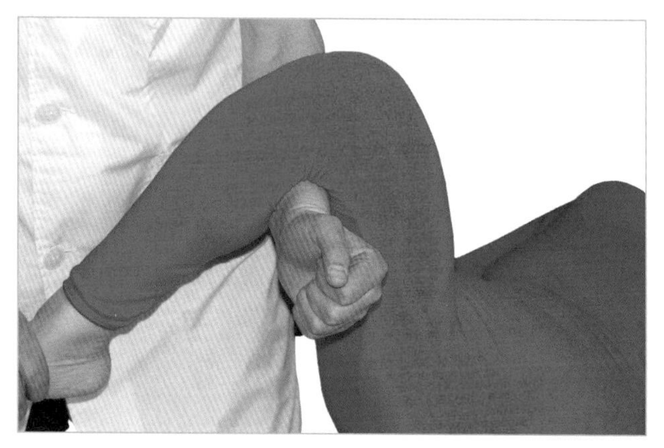

下肢手法

3. 脊柱走玄

中間骨骼數目是左右各 80（1）塊，構成太玄形狀和數量，中間骨骼多屬於單數或者三的倍數，比如胸骨 1 塊，頸椎 7 塊，腰椎、骶椎各 5 塊，尾椎 3 塊合為 1 塊，胸椎 12 塊，其功能以「S」形螺旋運動為主，其作用以支撐扭曲為用，所以中間部分的推拿手法要充分利用法要變的火性手法和扭轉類手法。

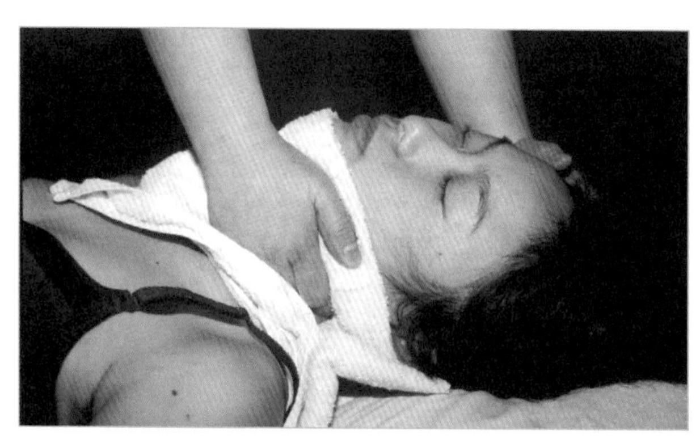

脊柱手法

4. 腹部走禪

腹部是人體唯一沒有骨骼的地方，腹部又是人體最柔軟的地方，完全靠肌肉或者筋腱支撐其形狀，腹部是臟腑的住所所在，特別是六腑的全部場所。因此在進行腹部按摩的時候，一定要注意充分利用透要禪的土性手法。

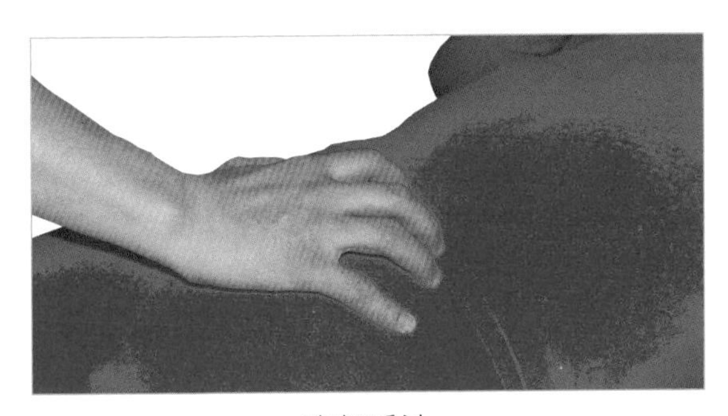

腹部手法

5. 胸腔走震

胸部骨骼數目是 25 塊，構成單數之和，其功能以天地呼吸交換為主，胸部是人體保護最好的地方，也是心肺的住所所在，特別神奇和嬌貴。所以在進行胸部按摩的時候，一定要注意充分利用動要通的金性手法。

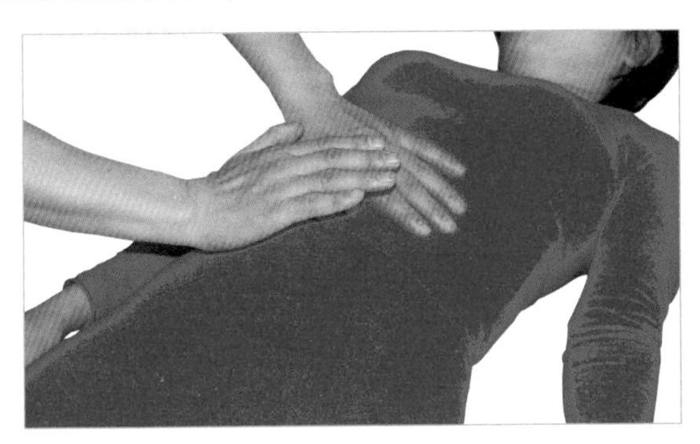

胸部手法

6. 頭部走氣

頭部骨骼數目是 29（1）塊，構成雙數之和，其功能以能量交換為主，頭部是人體感官最豐富的地方，也是大腦元神的住所所在，特別的神奇和尊貴。

所以，在進行頭部按摩的時候，一定要注意充分利用能量性手法。要讓患者感覺到、看到、聽到、聞到、嘗到，總之要讓患者體驗到。

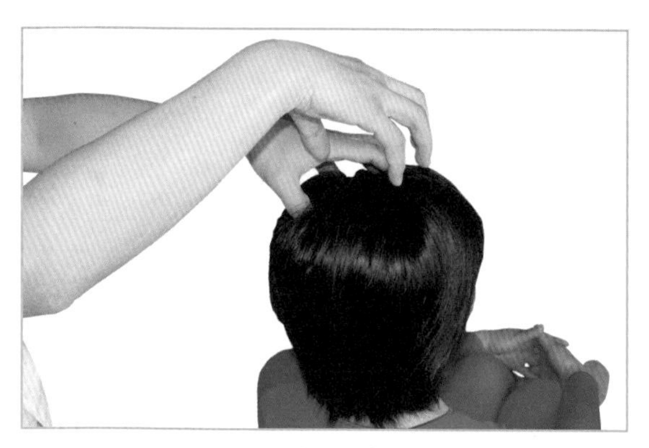

頭部手法

7. 足部走合

足部是人體的根基，在人體八卦之中屬於震艮兩卦，足部的承受壓力是非常大的，在進行足部按摩的時候，用力擠壓足部會引起足部血液的快速流動，從而改善所謂「第二心臟」的泵血作用，得到非常好的保健治療作用。

一個現代解剖學的證實，足部跗骨的骨骼數目是 7 塊，構成一個立方體形狀支撐我們人體直立，同樣代表的是停止的力量型（逢七必止，逢七必復）。因此在進行足部按摩的時候，一定要注意充分利用剛性手法。

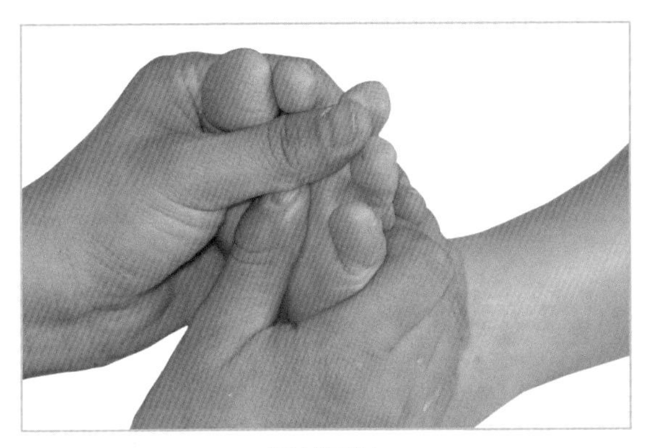

足部手法

8. 手部走分

手部是人體最富有技巧性的部位，在人體八卦之中上肢屬於巽兌兩卦，所以手部是以順勢而為作為基調，它的順勢而為就是分開的越大、張力就越大、技巧性也就越強。所以我們在進行手部按摩的時候要多使用分法。

另外根據現代解剖學證實，手腕部的骨骼數目是8塊，構成一個橢球狀，同樣代表的是展開的力量。因此在進行手部按摩的時候，一定要注意充分利用柔性手法。

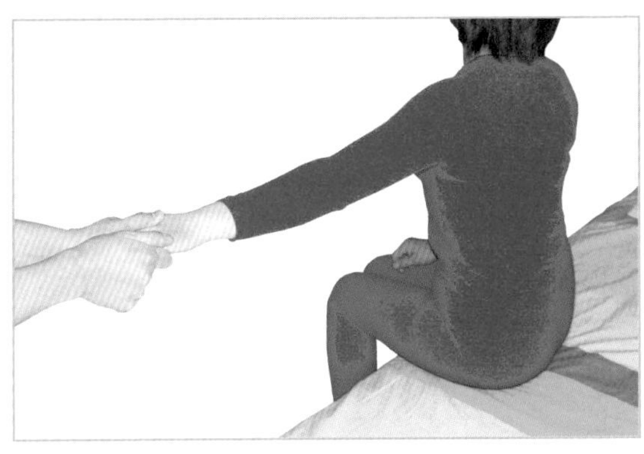

手部手法

9. 背走點撥

背部是人體最開闊的「平面」，是人體五臟六腑的影像屏幕，也是人體唯一一條成面積的經絡（足太陽膀胱經），現代醫學解剖，背部屬於人體多條貫穿全身上下的肌腱韌帶分布區域，分布著眾多的免疫細胞；它的中間骨骼數目 19 塊脊椎（胸椎 12 ＋腰椎 5 ＋骶尾椎各 1），構成上下 20 個層次。

暗合人體五臟六腑奇經八脈全部的經絡層次，可以從上至下分別反映人體五臟六腑、奇經八脈的俞穴。因此在進行背部按摩的時候，主要使用垂直點、橫行撥手法，同時也可以使用縱行、滾動、捏筋、拍打、扭轉、摩擦等手法。

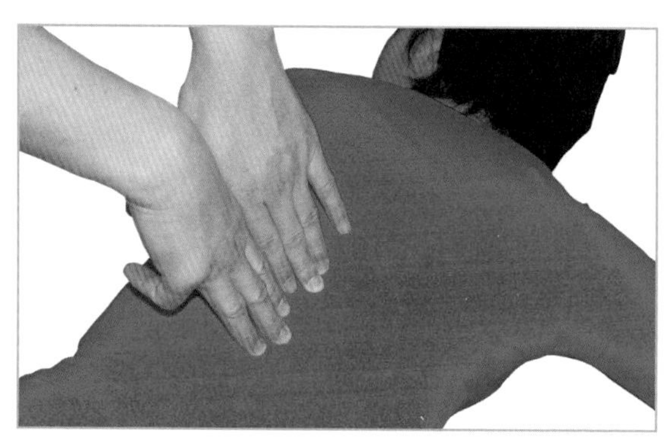

背部手法

參考文獻

[1] 黃帝內經[M]•北京：人民衛生出版社，1978.

[2] 任全•無極保健法[CD]. 鄭州：河南電子音像出版社，2003.

[3] 任全•中按摩外技法全集[M]. 瀋陽：遼寧科學技術出版社，2004.

[4] 王啓才•經絡發微[M]. 北京：人民衛生出版社，2006.

[5] 李定忠、李秀章•中醫經絡探秘[M]. 北京：解放軍出版社，2003.

[6] 呂嘉戈•氣功醫學之經筋學說[M]. 北京：中醫古籍出版社，1996.

[7] 建中•民間治病絕招大全[M]. 北京：中醫古籍出版社，1993.

[8] 俊德、趙美麗•經筋療法[M]. 鄭州：中原農民出版社，2007.

[9] 葛長海•捏筋拍打療法[M]. 北京：人民鐵道出版社，1974.

[10] 李昌義•傷筋民間手法治療[M]. 南寧：廣西人民出版社，1983.

[11] 葛鳳麟•葛氏捏筋拍打整骨療法[M]. 北京：北京科學技術出版社，1996.

[12] 馮天有•中西醫結合治療軟組織損傷[M]. 北京：人民衛生出版社，1977

[13] 張文兵、霍則軍•肌肉起止點療法——反阿是穴[M]. 北京：人民衛生出版社，2002.

[14] 河南省洛陽地區整骨醫院•簡明整骨[M]. 鄭州：河南人民出版社，1976.

[15] 李藏山•達摩長壽秘功——氣功點穴按摩法[M]. 北京：北京體育學院出版社，1990.

[16] 黃國松•經筋手療法圖解[M]. 北京：人民衛生出版社，2007.

[17] 明南山•百病敲揉療法[M]. 福州：福建科學技術出版社，2005.

[18] 臧福科•中國推拿術[M]. 太原：山西科學教育出版社，1999.

[19] 吳清忠•人體使用手冊[M]. 廣州：花城出版社，2003.

[20] 胡超偉•圓利針療法[M]. 武漢：湖北科學技術出版社，2007.

中醫經筋捆紮療法

主　　編｜任　全
責任編輯｜壽亞荷

發 行 人｜蔡森明
出 版 者｜大展出版社有限公司
社　　址｜台北市北投區（石牌）致遠一路 2 段 12 巷 1 號
電　　話｜（02）28236031 • 28236033 • 28233123
傳　　真｜（02）28272069
郵政劃撥｜01669551
網　　址｜www.dah-jaan.com.tw
電子郵件｜service@dah-jaan.com.tw

登 記 證｜局版臺業字第 2171 號
承 印 者｜龍岡數位文化有限公司
裝　　訂｜佳昇興業有限公司
排　　版｜方皓承
授 權 者｜遼寧科學技術出版社

初版 1 刷｜2023 年 9 月
定　　價｜350 元

國家圖書館出版品預行編目（CIP）資料

中醫經筋捆紮療法 / 任全 主編. -- 初版. 臺北市 --
大展出版社有限公司, 2023.09
176 面; 15×21 公分 (中醫保健站；116)
ISBN 978-986-346-427-3（平裝）

1.CST: 推拿 2.CST: 經絡 3.CST: 經絡療法
413.92　　112012647